職場の

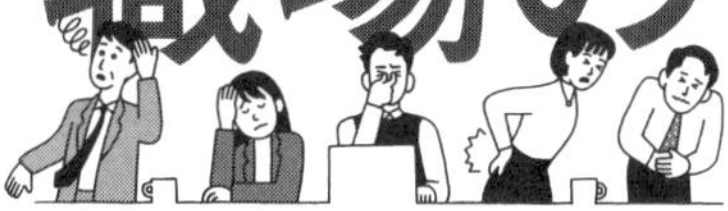

医学事典

Worker medical dictionary

池井佑丞
医師／リバランス代表

はじめに

産業医として、多くの労働者が未治療の不健康状態を抱え、その影響が個人の幸福、仕事のパフォーマンス、そして生産性に深刻な影響を及ぼしていることを日々実感しています。

自覚症状がない、受診や治療に抵抗がある、忙しいなど、さまざまな理由で健康問題が放置されがちです。

この問題に効果的に対処するための第一歩は、健康診断とストレスチェックです。これにより、身体的な問題やメンタルヘルスの問題を早期に発見し、適切なケアを受けることが可能になります。

まずは病気や検査について知ることが大切です。この本では、健康管理の重要性とともに、病気や検査に関する情報をなるべく多く、わかりやすくまとめています。読者の皆様には、この本を一読して基本的な知識を得ることから始めていただきたいです。

さらに、日々の生活で健康に関する疑問が生じたときや、具体的な健康管理の方法を知りたいときに、この本を辞書のように活用していただければと思います。

健康はすべての基盤であり、積極的な管理が必要です。

この本を通じて、読者の皆様が健康管理の大切さを再認識し、自らの健康状態を改善し、よりよい生活の質を実現するための手助けとなることを願っています。

池井佑丞

CONTENTS

第6章 働き方と健康にかかわる最新動向

第1章 身近な不調の症状解説

意思に関係なく筋肉が収縮する

けいれん

繰り返し起こる場合は緊急性が高い

けいれんとは、全身や身体の一部に現れる、自分の意思とは無関係に起こる筋肉の収縮のことをいいます。

多くの場合、数秒～数分間の短いけいれん発作が起こり、身体の感覚異常や無反応(行動停止)、意識消失、錯乱などが見られる場合があります。意識消失に伴って嘔吐や尿失禁・便失禁、よだれなどが生じることもあります。また、けいれん発作後には、頭痛や疲労感、意識の混濁、四肢の脱力感などが残ることがあります。

けいれんが長時間持続する場合や、短時間のうちに何度も生じる場合を「けいれん重

積」状態といい、低酸素状態に陥りやすいため、迷わず救急車を呼びましょう。一方、こむら返りやまぶたなどの筋肉の一時的なぴくつきなど、生理的な筋緊張異常も「けいれん」と呼ばれることがありますが、これらは多くの場合治療を必要としません。

大脳への障害が原因で起こる

けいれんの原因となる大脳の障害は、「脳の感染症」「頭蓋内出血」「低酸素症」「中毒」などの急性のものと、「てんかん」などの慢性反復性のものに分けられます。

頭蓋内出血によるけいれん

頭部に強い衝撃が加わった場合、脳の表面が頭蓋骨の内側に強く打ちつけられ、「脳挫傷」が生じることがあります。これは、脳組織が物理的に損傷を受ける状態を指します。さらに、このような衝撃は大きな脳内出血を引き起こす可能性があります。脳挫傷や外傷性脳内出血は、けいれん発作の一因となることがあります。

熱性けいれん

熱性けいれんは、主に生後6カ月〜5歳ごろまでの乳幼児が、38℃以上の発熱時に発生するけいれんです。この症状は、急激な体温上昇という刺激に反応してしまう未熟な脳の神経細胞が原因と考えられています。熱性けいれんは基本的に良性で、脳に後遺症を残さず、命にかかわることもありません。しかし、**けいれんが30分以上続くと、後遺症が残る可能性があるため、注意が必要**です。通常、生後6カ月から始まり、就学前までに見られなくなります。一度熱性けいれんが見られた場合、再発する可能性は約35％であり、3回以上見られるのは一部のケースに限られます。

発作が長く続くとき、左右差があるとき、初回発作や発作以外に麻痺や長引く意識障害を伴うとき、または発熱後24時間以上経って発作が起こったときには、医療機関を受診することが推奨されています。

もやもや病

もやもや病は、脳血管の異常を特徴とする難病で、内頚動脈の終末部が細くなることで脳への血液供給が不足します。この状態は、一時的な手足の麻痺や言語障害を引き起こす可能性があります。血流不足を補うために、脳内の血管が拡張し、これらの「もやもや血管」は脳底部や脳室周囲に特に見られます。

もやもや病は、人口10万人あたりに約6～10人の割合で発症し、難病指定されています。その原因は現在のところ明確には解明されていませんが、10～20％の患者には家族内での発症が見られ、遺伝的な要素が関与している可能性が示唆されています。

脳炎

脳炎は、脳組織に白血球が侵入し炎症を引き起こす病気で、これにより脳の機能が障害されます。脳炎は主に「感染性脳炎」と「自己免疫性（免疫介在性）脳炎」の2つのタイプに分けられます。

感染性脳炎は、ウイルス、細菌、真菌、寄生虫などの病原体が脳に感染することで発症します。このタイプの脳炎のなかでも、単純ヘルペスウイルスによるもの（単純ヘルペス脳炎）が最も一般的で、全体の約60％を占めています。単純ヘルペス脳炎は、現在でも死亡率が約10％とされ、多くの患者が記憶障害や高次脳機能障害などの後遺症を残すため、早期治療が必要とされています。

一方、自己免疫性脳炎は、病原体が存在しないにもかかわらず、自己の免疫系が誤って脳組織を攻撃し破壊する病気です。このタイプの脳炎は、ウイルス感染やワクチン接種、さらにはがんに伴う免疫反応によって引き起こされることがあります。

いずれのタイプの脳炎も、頭痛、発熱、意識障害、けいれんなどの症状を引き起こし、異常な言動や麻痺が起こることもあります。脳炎は急性に発病することが多いですが、病状が数カ月〜数年にわたって進行することもあります。

髄膜炎

髄膜炎は、脳を保護する役割を果たす「髄膜」に細菌、ウイルス、結核菌、真菌などが感染し、炎症を引き起こす病状を指します。リウマチや膠原病などの自己免疫疾患や、がんが原因で発症することもあります。**初期症状が風邪と似ているため診断がむずかしく、一方で治療が遅れると生命にかかわる可能性**があります。

髄膜炎は主に、「細菌性髄膜炎（化膿性髄膜炎）」と「無菌性髄膜炎」の2つのタイプに分けられます。細菌性髄膜炎は細菌感染により引き起こされ、症状が急速に悪化することが多く、救急疾患として扱われます。無菌性髄膜炎に比べ、細菌性髄膜炎の死亡率は高く、治癒後も後遺症が残る可能性が高いとされています。特に、小さな子どもは注意が必要な病気です。

てんかん

てんかんは、大脳神経細胞の異常な興奮が原因で反復する発作を特徴とする疾患です。遺伝的要素は一部に見られますが、年齢を問わず、誰にでも発症する可能性があります。睡眠不足、飲酒、ゲーム、音楽、ストレスなどが発作の引き金となることがあり、病状の経過は個々に異なります。

発作が日常生活や将来に不利益をもたらす場合、薬物療法による発作の抑制が目指されます。てんかんの種類によっては、薬物を使用せずに病状の観察を続けることもあります。

アルコールてんかん

アルコールてんかんは、アルコール離脱症状のひとつで、ほとんどの場合、アルコール摂取を中止してから48時間以内に発症します。一般的な「てんかん」とは異なるとされていますが、発作の症状が「てんかん」に似ているため、この名前がつけられています。

アルコールてんかんによる発作は、全般性強直間代発作（大発作）と呼ばれるものが特徴で、意識消失とともに全身の筋肉が強直し、その後に間代性のけいれんが起こり、1～2分で発作は終了します。その後、数分で全身の筋肉が弛緩し、昏睡状態から徐々に回復します。

発作の際には、呼吸停止、チアノーゼ（青白さ）、散瞳（瞳孔の拡大）、対光反射の消失、唾液分泌の亢進、尿失禁などの自律神経症状が強く現れ、舌を噛む、転倒するなどの事象が起こることもあります。

けいれん時のチェックポイント

けいれんの多くはストレスが引き金となることがあり、そのためストレスを適切に発散することが重要です。趣味など、ストレスを軽減する方法を見つけることをおすすめします。

けいれんが起こった際には、以下のチェックポイントを確認することが重要です。

・意識の有無
・けいれんが起こった部位（全身か、身体の一部か）
・けいれんが起こったタイミング（起きているときか、就寝中か）
・けいれん以外の症状（あれば、どのような症状か）
・けいれんの持続時間
・けいれん中の記憶の有無
・けいれん前後の症状（あれば、どのような症状か）
・けいれん後の状態（元の状態に戻っているか）
・過去のけいれん発作やてんかん発作の有無
・けいれんが起こったときの状況
・目撃者の有無
・薬の服用状況（または急に中断した薬があるか）
・飲酒習慣（あれば、飲酒量や頻度、過去の飲酒歴）
・麻薬の使用歴
・胃腸障害、睡眠障害（不眠など）、ストレス、発熱や感染症の有無全身的なけいれんは、脳の疾患や重篤な内臓の疾患が原因となることがあります。発作が治まった後でも、早急に内科、神経内科、または脳外科を受診することが重要です。また、足などの筋肉がつる症状が繰り返し起こる場合も疾患が隠れている可能性があるため、早期に医療機関で検査を受けることを推奨します。

熱性けいれんやてんかんは、決して珍しい疾患ではなく、恐れる病気ではありません。しかし、**発作が繰り返される場合や典型的な経過を示さない場合には、専門的な知識と経験に基づく対処が必要**となります。不安も解消できるため、医療機関を受診しましょう。

意識障害

意識がはっきりとしない状態

重症の場合は救急車を呼ぶ

意識障害は**覚醒度や自己と周囲の環境に対する認識が障害されている状態**を指し、脳自体の障害による一次的なものや、脳以外の原因により脳血流や代謝異常が発生し、二次的に脳の機能が低下するものなど、さまざまな原因により引き起こされます。

重症の意識障害は、生命を脅かす可能性があり、適切な医療措置が必要です。以下のような症状やエピソードがある場合はすぐに救急車を呼びましょう。

・意識消失する前に胸痛、動悸、息切れなど心臓が原因の症状があった

- 運動中に意識消失した
- 運動中に意識消失した家族がいる
- 身内に原因不明の突然死をした人がいる
- 意識消失を繰り返す家族がいる
- 短期間に複数回意識消失した
- 意識消失により重大な外傷をきたした

意識障害は、その程度により、「傾眠」「昏迷」「半昏睡」「昏睡」の4つに分類されます。

- 傾眠：患者は外部からの刺激や情報に反応し覚醒するが、刺激がないと眠ってしまう
- 昏迷：身体を揺する、大声で呼びかけるなどの強い刺激を与えると、反応する
- 半昏睡：強い刺激に反応して、刺激を避けようとしたり、顔をしかめたりする
- 昏睡：外部からの刺激に全く反応しない。目は閉じたまま

一過性意識障害

「意識障害の持続が短く（数秒〜数分程度）、かつ意識が自然回復するもの」と定義され、**「失神」と「非失神発作」の2つ**に分類されます。

失神は、血圧低下に伴う脳の血流低下が原因となります。長時間の立位、強く長く続くせき、突然立ち上がる、排尿時や排便時のいきみなどにより血圧が変動し、引き起こされることがあります。横になることで脳血流が回復し、意識が回復します。失神自体は一般的には無害ですが、心臓弁膜症や不整脈が原因の心原性失神と呼ばれるものは、適切な診断と治療が必要です。そのため、**失神を経験した場合は、循環器内科を受診することを推奨**します。

非失神発作は、てんかんや脳血管障害、代謝性疾患、精神科疾患などによる疾患が原因と考えられます。これらは、脳の特定の部位や全体に影響を及ぼし、一時的な意識消失を引き起こすことがあります。

いずれも、意識がないままに倒れた場合は、受け身が取れずに頭を強打し、重篤な後遺症を引き起こす可能性があります。**頭を打った際は、その時点で症状がなくても、後から症状が現れる可能性があるため、必ず医療機関を受診する**ようにしてください。

複数の原因によって意識障害が起こることもある

　意識障害は、性別や年齢に関係なく発生しますが、特に高齢者に多い傾向がありま す。これは、加齢に伴う脳や身体の変化、複数の病気の存在、薬剤の併用などが主な要因として挙げられます。また、**高齢者は意識障害からの回復力が低下しているため、特に注意が必要**です。

　失神もまた、幅広い年齢層で発生しますが、特に10～20代と高齢者に多いです。10～20代では、長時間立っていることにより失神が引き起こされることが多く、失神する前に吐き気や冷や汗などの症状が現れることがあります。また、この年齢層では女性のほうが男性よりも失神を経験する傾向があります。一方、高齢者では、心臓病や、立ち上がったり座ったりする際に血圧が急激に低下することにより失神が引き起こされることが多いです。

　これらの症状は、複数の要因が組み合わさることにより発生することもあります。

意識障害のチェックポイント

意識障害が起きたときには、次のことを確認しましょう。

- 頭部外傷：頭部に外傷があるかどうか
- 感染症：感染症の症状があるかどうか
- 症状の頻度：症状がはじめてのものか、それとも過去に複数回経験しているか
- 症状の持続性：症状が一過性のものか、それとも持続的なものか
- その他の症状：他に気になる症状があるか、ある場合はその具体的な症状
- 血圧：血圧の変化があるかどうか
- 体温：体温が平常時と異なるかどうか
- 発症のタイミング：どのような状況（安静時、活動時、起床時など）で発症したか
- 飲食の状況：意識が消失する前に糖分を含む清涼飲料水やアルコールを多量に摂取したか
- 薬物やサプリメントの使用：現在使用している薬物（覚せい剤や大麻などを含む）やサプリメントの種類

・既往歴：現在患っている疾患があるかどうか

「失神」と「てんかん」は、それぞれ異なる症状と経過を示し、異なる治療法と対応が必要となるため、正確な診断が必要となります。

失神は一過性の意識消失で、通常は数分で意識が清明な状態に回復します。病院を受診したときには、しっかりと話すことができるケースが多いです。

一方、てんかんの発作の場合は、意識レベルが一時的に低下することがあります。これは、脳の異常な電気活動によるもので、一時的に麻痺が出現することもあります。

便を快適に排出できない

下痢・便秘

便の水分量が増えると「下痢」が起こる

下痢は、「大便中の水分が増加した状態」を指します。健康な便の水分量は通常60～70％ですが、これが80～90％に増えると便はやや軟らかくなり、90％以上になると水様便になります。下痢が起こるメカニズムは、大きく4つに分けられます。

●浸透圧性の下痢

一部の下剤（マグネシウム含有製剤など）やサプリメント、食品（ソルビトール、キシリトールなど）に含まれる成分が腸管内の浸透圧を上げ、水分吸収がうまく行われないことで下痢を引き起こします。

●滲出性の下痢

腸管の粘膜が傷つくと、水分の吸収能力が低下し、炎症が起きます。これにより、粘液の産生が亢進し、腸管内への滲出液が増加して下痢になります。

●分泌性の下痢

食あたりや食物アレルギー、薬（解熱鎮痛薬など）の影響で腸粘膜に障害が起こったときなど、腸管内の分泌液が過剰となり下痢を引き起こします。

●過剰なぜん動運動

ストレスや暴飲暴食、冷えなどによって自律神経のバランスが崩れ、腸の動きが過剰に亢進すると、便の通過スピードが速くなり、水分の吸収が不十分になり下痢を引き起こします。このタイプの下痢は、腹痛を伴うことが多いのが特徴です。

下痢が見られる例は多岐にわたる

下痢は老若男女を問わず、誰にでも起こり得る症状です。下痢の持続期間により、「急性下痢」（2週間以内に治るもの）、「遷延性下痢」（2週間以上続き、4週間以内に治るもの）、「慢性下痢」（4週間以上続くもの）と分類されます。特に、下痢が4週間以上続く「慢性下痢」は、何らかの病気が隠れている可能性があります。このような場合は、内科または消化器科の医師に診てもらうことを推奨します。

症状が重い場合は**脱水症状を防ぐために、水分補給が重要**です。真水よりも体内に吸収されやすい電解質を含むスポーツ飲料などを薄めて、少しずつこまめに補給するよう心がけましょう。冷たいと腸を刺激するので、常温で摂取するのが好ましいです。また、食中毒や細菌感染で起きた発熱や血便を伴う下痢など、腸のなかにある毒素や異物を速やかに排出するために、安易に下痢止めを使用すべきではないケースもあります。しかし、脱水などを防ぐため下痢止めの使用が推奨される場合もあるので、下痢の原因に応じて、薬も適切に使い、対処する必要があります。

1日10回以上の下痢や、38℃以上の高熱、激しい腹痛のいずれかの症状があれば、速やかに医療機関を受診してください。なかでも血便が出ている場合、腸管出血性大腸菌の疑いもあり、重症化すると脳症や腎不全などにつながる恐れもあります。

感染症などの疑いがない場合、下痢の症状は通常、数日〜1週間程度で治まります。しかし、以下のような症状がある場合は医療機関を受診することを推奨します。

- 今までに経験したことがないような激しい下痢
- 便に血が混ざっている（血便）
- 下痢以外にも悪心（気持ち悪さ）や嘔吐、発熱がある
- 排便後にも腹痛が続く
- 同じものを食べた人も同時に下痢になった
- 症状が悪化している、改善する気配がない
- 脱水症状がある

続いて、下痢の症状が現れる主な病気のなかで発症頻度の高いもの、特徴的なもの、注意が必要なものを紹介します。

感染性胃腸炎（ノロウイルス、カンピロバクターなど）

ノロウイルスは、感染すると激しい嘔吐・下痢を起こすウイルスです。毎年11月〜翌年4月ごろまで流行する感染性胃腸炎の原因は多くの場合、ノロウイルスの感染だといわれています。「食中毒の原因」というイメージが強いかもしれませんが、実際には**下痢便や吐いた物を介した人から人への感染のほうがはるかに多いことが特徴**です。

カンピロバクターは、ニワトリやウシといった家畜をはじめ、ペット、野鳥、野生動物などあらゆる動物がもっている細菌です。食中毒の原因菌として有名で、乾燥にとても弱く、通常は加熱調理で死滅します。人への感染は、カンピロバクターに汚染された食品・飲料水の摂取や、動物との接触によって起こります。重症例や死亡例はまれですが、子どもや高齢者、抵抗力の弱い人は重症化の可能性があります。

食物アレルギー

ある特定の食べ物を食べる、吸引する、あるいはそれに接触することで2時間以内（多くは30分以内）に皮膚、粘膜、消化器、呼吸器で症状が起こります。具体的には、かゆみ・じん麻疹、腹痛・下痢、嘔吐、せき・呼吸困難、血圧低下・ショック状態などが生じます。症状が重い場合は死亡することもあり、注意が必要です。

大腸がん

大腸粘膜にできるがんで、日本人ではS状結腸がんと直腸がんが多いのが特徴です。また、大腸がんの罹患率は50代から増加し始め、男性のほうが女性より多い傾向にあります。

大腸がんの5年生存率は約71％で、すべてのがんの平均と比べると高くなっています。大腸がんは治療効果が高いがんですが、これには早期発見・早期治療が重要です。

過敏性腸症候群（IBS）

検査では異常がないものの、腹痛、下痢、便秘などが続く病気で、ストレスで症状が悪化することが多く、排便によって腹痛が改善することが特徴的です。消化器疾患のなかでも非常に頻度が高く、日本人の約10～15％が罹患していると推定されています。

命に直接的な影響を及ぼす病気ではありませんが、**慢性的な下痢や便秘、腹痛、腹部の不快感が持続するため、日常生活に大きな影響を及ぼし、QOLを低下**させ、多くの患者が人知れず悩んでいます。

対処法として、生活習慣の改善や食事内容の見直し、適度な運動、ストレス対処などによる環境整備を行いますが、改善しない場合には薬物療法も検討します。

IBSは便通状態によって3つのタイプに分けられます。タイプごとに男女差があり、これは腸の働きに性ホルモンが関与している可能性が示唆されています。

- 下痢型：突然の下痢が特徴で、特に若い男性に多く見られる
- 便秘型：便意があっても硬くて小さい便が出ることが特徴で、特に年配の女性に多い
- 混合型：下痢と便秘を交互に繰り返すことが特徴

十分に排便ができない「便秘」

便秘は、便を十分に、または快適に排出できない状態を指します。便秘が続くと、腹部の張りや苦しみ、吐き気、食欲不振などの症状が現れることがあります。便秘の原因

は多岐にわたり、以下のような要因が考えられます。

- 食事量の不足：食べる量が不足していると、便の量も少なくなる
- 病気による影響：過敏性腸症候群、パーキンソン病、甲状腺機能低下症などの病気が便秘を引き起こすことがある
- 腸の狭窄：大腸がんや炎症性腸疾患などの病気により、腸内が狭くなり、便の通過が困難になることがある
- 薬剤の影響：抗精神病薬、抗コリン薬、オピオイド系薬などの薬剤が便を硬くすることがある
- 排便機能の低下：加齢や病気の影響で、腹圧低下などの便を排出する機能が低下することがある

便秘は、本来体外に排出すべき糞便を十分な量かつ快適に排出できない状態を指します。食事量が少なく排便回数が少ないことが必ずしも便秘とはいえません。単に排便回数の減少だけでなく、便が硬くなる、いきまないと出ない状態、残便感などの排便関連

症状も含め考える必要があります。

およそ3日以上排便がないとき、下剤を使って1～2日経っても便が出ないとき、腹痛や嘔吐があるときは、医療機関に相談しましょう。また、おならが出ない、腹痛がある、嘔吐する、おなかがひどく張る（腹部膨満感がある）と感じた場合には、腸閉塞の可能性もあるためすぐに医療機関を受診しましょう。

慢性的な便秘に悩む人は多い

近年、日本では、食物繊維の摂取量減少、ストレスの増加、運動量の減少、高齢化などに伴い便秘を訴える人が増加しています。なかには慢性的に便秘状態にある人々がおり、この状態を「慢性便秘症」と呼びます。**慢性便秘症は、単なる消化器症状と捉えるよりも、全身疾患の一症候と捉えるほうが適切**とされています。慢性便秘症の病態は大きく分けて3つあります。

・大腸通過遅延型：代謝・内分泌疾患、神経・筋疾患、膠原病、便秘型過敏性腸症候群、薬剤性便秘など

・大腸通過正常型：経口摂取不足、大腸通過時間検査での偽陰性など
・機能性便排出障害：骨盤底筋協調運動障害、腹圧（怒責力）低下、直腸感覚低下、直腸収縮力低下など

便秘は誰しもが経験するもので、短期間なら心配する必要はありません。しかし、慢性的に便秘状態にある場合、つまり「慢性便秘症」で困っている場合は、消化器科や内科の医療機関で診てもらうことをおすすめします。「たかが便秘」と思っていても、実はほかの病気が隠れている可能性があります。特に注意すべきは「二次性便秘」と呼ばれる状態です。これは、大腸がんや腸閉塞などの器質的疾患に伴って生じる便秘で、慢性便秘症とは別の疾患として考える必要があります。高齢者の便秘症状に多い薬剤性便秘もあり、慢性便秘症との区別が必要です。便秘の症状が現れる主な病気のなかで、発症頻度の高いもの、特徴的なもの、注意が必要なものを紹介します。

過敏性腸症候群（IBS）

検査では異常がないものの、腹痛、下痢、便秘などが続く病気で、ストレスで症状が

悪化することが多く、排便によって腹痛が改善することが特徴的です。20～40代に好発し、下痢型は男性に、便秘型は女性に多いです（28ページ参照）。

対処として、生活習慣の改善や食事内容の見直し、適度な運動、ストレス対処などによる環境整備を行いますが、改善しない場合には薬物療法も検討します。

大腸がん

便秘の原因のひとつに大腸がん（28ページ参照）があります。進行した大腸がんの場合、大腸が狭くなり、排便がスムーズに行えなくなるためです。

パーキンソン病

パーキンソン病は、手足や身体に震えが生じ、筋肉が固くなり関節がこわばるといった症状で特徴的です。また、身体が動かしにくくなり、動作が緩慢になることや、身体のバランスや姿勢を保つことが困難になることもあります。これらの症状は、適切な治療を行わないと徐々に進行し、歩行障害などの運動症状が目立つようになります。

運動障害に先行して便秘が出現することがあります。

うつ病

うつ病（145ページ参照）は、気分障害というカテゴリーに分類される精神疾患です。持続的な悲しみや無関心を感じ、日常生活に影響を及ぼします。

うつ病の治療は、主に抗うつ薬による薬物療法が中心となります。これらの薬は、脳内の化学物質のバランスを調整し、気分を安定させる効果があります。しかし、抗うつ薬は副作用として薬剤性便秘を引き起こす可能性があります。これは、薬物が消化器系に影響を及ぼし、便通が困難になる状態を指します。

便秘の改善は生活の見直しから始める

便秘は日々の生活習慣と密接に関連しています。次に、便秘を引き起こす可能性がある一般的な要因とその対策について説明します。

●ストレス

ストレスは便秘の一般的な原因とされています。ストレスが溜まると、自律神経のバランスが崩れ、腸のぜん動運動と排便リズムが乱れる可能性があります。ストレス管理の方法を見つけることが重要です。

●運動不足による筋力不足

長時間座っている人や運動量が少ない人は、腹筋が衰えて腸のぜん動運動が弱くなり、便意を感じてもうまく排便できなくなる可能性があります。適度な運動を取り入れましょう。

●過度なダイエット

過度な食事制限により食物繊維の摂取量が減ると、便のカサと水分量が減少し、便自体の量が減ってしまい便秘につながる可能性があります。過度な食事制限はせず、バランスのよい食事を心がけましょう。

●食生活の乱れ

肉ばかり食べたり野菜が不足したりするなど、食生活の乱れも便秘を引き起こす原因です。肉類に含まれる動物性たんぱく質は、過剰にとりすぎると腸内環境を悪化させる可能性があります。バランスのよい食事を心がけましょう。

●水分不足

便は約75％が水分で、残りの25％が固形成分です。水分摂取が不足すると、便秘を引き起こす可能性があります。十分な水分をとるようにしましょう。

●お腹の冷え

お腹が冷えると、交感神経が優位になり、腸の血行不良やぜん動運動の低下を引き起こす可能性があります。お腹を温めるようにしましょう。

●便意の我慢

便意を感じても我慢すると、排便反射が鈍くなり、便意を感じにくくなる可能性があります。便意を感じたら、可能な限りすぐにトイレに行きましょう。

肛門から血が出る

血便・下血

出血箇所によって血の色が異なる

「血便」と「下血」は、消化管からの出血が肛門を通じて排出される状態を指す医学的な用語です。

血便は、便に鮮血が混ざっている状態を指します。これは主に大腸や肛門などの下部消化管からの出血によるものです。血便の症状は、下痢や便秘、発熱、腹痛、嘔吐、残便感などと共に現れることがあります。これらの症状が同時に現れる場合、重篤な疾患の可能性も考えられます。

一方、下血は、胃や十二指腸などの上部消化管からの出血を指します。胃や十二指腸で出血が起こると、排便までの時間が長くなり、胃酸や消化酵素の作用により血液が変色します。その結果、下血では便が黒色（タール便）になります。また、出血量が多い場合、便は暗赤色になることがあります。

放置せずに検査を受けることが大切

血便・下血は、年齢が高くなるほど増加傾向にあります。成人の場合、胃や十二指腸の潰瘍が原因で黒色便（下血）が見られることが多く、悪性腫瘍が原因であることもあります。一方、子どもの場合は血便・下血の原因が幅広く、細菌性胃腸炎や腸重積症、胃・十二指腸潰瘍、血液凝固異常、消化管異物などが考えられます。悪性の病気は少ないですが、緊急を要する病状もあるため、注意が必要です。

血便が出た際に最も注意しなければならないのは、「がん」の可能性です。「痔だろう」と自己判断で放置した結果、実は大腸がんが原因だったというケースもあります。大腸がんが進行すると、便秘や血便などが認められます。こうした異常なサインを見逃さず、適切な検査を受けることが重要です。

出血量が多くなると、貧血症状（めまい、立ちくらみ、息切れ、動悸、頭痛など）や出血性ショック（血圧低下、脈や呼吸数の異常、意識障害、失神など）に陥ることがあります。これらは危険な状態であり、緊急の内視鏡検査などで出血箇所の止血や輸血が必要になることもあります。そのため、血便や下血が見られた場合は、ためらわずに医療機関を受診してください。

血便や下血が見られた際のチェックポイントは次の通りです。

- 血便、下血に気づいた時期や状況
- 出血量（トイレットペーパーに少しつくくらい、便器が赤くなるくらいなど）
- 血便の場合は便の状態（普通便、軟便、水様便）。写真があると診察に役立つ
- 血便、下血の回数
- 血便、下血のほかに出ている症状（腹痛、発熱、嘔吐、貧血症状など）
- 脈や呼吸数の異常、顔面や手足の蒼白、意識障害などの緊急性が高い症状はあるか。ある場合は救急車を呼ぶ
- これまでに消化管の潰瘍や肝臓の病気を指摘されていないか
- 周囲に同じような症状を起こしている人はいるか

次に、血便・下血の症状とそれが示す可能性のある病気について説明します。

●緊急対応が必要な症状

腹痛を伴わない下血を認めた場合、「大腸憩室出血」の可能性があります。大腸憩室は、大腸の壁が弱くなり、袋状に突出した部分のことで、持続的な消化管出血があると、全身状態の悪化、特に貧血につながる可能性があります。このような状況では、**入院を含めた緊急対応が必要**となります。

●早めの受診が必要な症状

便秘でいきんだときなどに激しい腹痛とともに下痢や血便（暗赤色の血液が多い）を認めた場合、これは「虚血性腸炎」の可能性があります。虚血性腸炎は、腸管への強い負荷が原因で大腸の血流が一時的に悪化し、大腸炎を引き起こす状態を指します。この病状は、大腸の安静が必要であり、腹痛と血便の程度によっては入院治療が必要となることもあります。

●専門医の受診が必要な症状

排便時やいきみのきっかけで便器が染まるような真っ赤な出血が起こったものの、出血が続くことはなく、一方で再びいきみのきっかけがあると出血することがある場合、これは「内痔核（いぼ痔）」の可能性があります。外用薬による治療を行うことが多いですが、出血がコントロールできないなどの場合は手術を行うこともあります。

また、排便時にペーパーに血がついたり、便の中に多少の血が混じったりする場合、「肛門疾患（痔核、裂肛など）」や「大腸がん」、「大腸ポリープ」などが考えられます。少量の出血にはさまざまな病気の可能性があり、専門医による大腸内視鏡検査による精密検査が望ましいです。

粘血便（腸からの粘液と血液が混ざる状態）があり、便の回数や腹痛が増えている場合には、「潰瘍性大腸炎」や「感染性腸炎」などの可能性があります。これも大腸内視鏡検査による精密検査が望ましいです。

少し血が混じっていても腹痛があまりない場合、緊急性は少ないですが、念のため翌日～近日中の受診をおすすめします。１日のうちに出血が何度も続く場合は、救急での診療も含め早急に肛門科、胃腸科を受診しましょう。

肘や膝などの関節に炎症が起こる

関節痛

関節痛の診断のポイント

関節は身体を動かすための重要な組織で、機械的な刺激を頻繁に受けます。その結果、肘、膝、手指、足指、腰、手首などの関節に炎症が起こることがあります。感染、けが、アレルギー、代謝異常などが原因となることがありますが、最も一般的なのは加齢に伴う軟骨の減少です。関節痛の診断には、以下の2つの観点が重要です。

●「慢性」か「急性」

風邪を引いたときに一時的に関節痛を経験したことがある人は多いでしょう。これは

「急性」の関節痛と呼ばれ、風邪が治れば自然に改善します。一方、加齢により関節の軟骨がすり減ると、毎日のように痛みを感じることがあります。これは「慢性」の関節痛と呼ばれ、特に変形性関節症の症状としてよく見られます。

● **「単発性」か「多発性」**

単発性の関節痛は、けがや骨の問題、痛風などが原因となることがあります。一方、**複数の関節に痛みがある場合（多発性）は、ウイルス感染や内分泌疾患などが原因**となる可能性があります。この場合、早期に専門医を受診しましょう。

関節痛がかかわる病気

続いて、関節痛の症状が現れる主な病気のなかで、発症頻度の高いもの、特徴的なもの、注意が必要なものを紹介します。

痛風

通風は、尿酸塩が関節内で結晶化し、沈着することが原因で起こる病気です。風に触れただけでも激痛が走ることからこの名前がつけられました。一昔前は富裕層の中年男性の病気とされていましたが、近年は若年化や女性患者の増加が見られます。特に女性は閉経後に女性ホルモンの減少で尿酸値が上昇しやすく、発症しやすい傾向にあります。

偽痛風（ピロリン酸カルシウム関節炎）

ピロリン酸カルシウム二水和物の結晶が関節の軟骨に沈着することで生じる病気です。痛風に似た痛みを伴う関節炎の発作が、膝、手首、その他の比較的大きな関節に起こります。腕や脚の関節に長引く慢性の痛みやこわばりがあり、関節リウマチや変形性関節症と似ている場合もあります。

変形性膝関節症

高齢者の代表的な病気で、膝関節に痛みが生じます。膝関節表面の軟骨が長い年月をかけて少しずつすり減ることで、関節の変形や痛みが徐々に出現します。一度すり減った軟骨は自然に治ることはありません。特に女性に多く見られます。

関節リウマチ

30～50代の女性に多く、全国で約70万人の患者がいるといわれています。原因は解明されておらず、何らかの原因で免疫異常が起こり、複数の関節に関節炎が生じます。

リウマチ性多発筋痛症（PMR）

首、肩、腕、大腿部などにこわばりと痛みを伴う炎症性疾患です。高齢者に多く、男女比はおよそ1：2で女性に多く見られます。身体の免疫システムが関連していると考えられますが、原因はわかっていません。

化膿性関節炎

関節内に細菌が侵入し、化膿する病気です。原因菌は黄色ブドウ球菌が最多で、続いて連鎖球菌、肺炎球菌、ＭＲＳＡ（メチシリン耐性黄色ブドウ球菌）が多いと報告されています。関節内に細菌が侵入する経路としては、次の3パターンが考えられます。

・肺炎や尿路感染などの病原体が血流によって関節内に運ばれる

- 周囲の軟部組織（皮膚、脂肪、筋肉など）や骨に生じた感染が関節内に波及する
- けがや手術、関節内注射などにより関節内に細菌が直接侵入する

重篤な関節破壊がもたらされ、進行すると骨が溶ける場合もあります。**進行は急速なため、迅速な診断と治療が重要**です。

膠原病《こうげんびょう》（自己免疫疾患、結合組織病、リウマチ性疾患）

全身の複数の臓器に炎症が起こり、フィブリノイド変性と呼ばれる病理組織の状態を示す、一連の疾患群を指します。原因は明らかになっていませんが、喫煙やウイルス感染などの環境要因と、膠原病になりやすい体質が相まって、免疫と炎症の制御に異常が起こり、発症すると考えられています。

腱鞘炎

手の使い過ぎにより、指や手首の関節に痛みが生じる疾患です。安静にしていれば腫れはひきますが、使い続けると腫れがひかず、痛みを伴います。

腱鞘炎は誰にでも起こる可能性がありますが、ほとんど自然に軽快します。糖尿病や透析中の人もなりやすく、男性より女性に多く見られます。一般的には高齢者に多いですが、子どもでも楽器やゲームが原因で発症することがあります。どの指にもなる可能性がありますが、親指が最も多く、次に中指や薬指が多いです。

急性リンパ性白血病

主な症状は、白血病細胞が骨髄や血液中で異常に増え、正常な赤血球、白血球、血小板がつくられなくなることで現れます。赤血球が少なくなると貧血や動悸、息切れの症状が出て、白血球が少なくなると抵抗力が低下し感染症にかかりやすくなります。また、血小板が少なくなると出血しやすくなり、鼻血が出やすくなったり、あざができやすくなったりもします。白血病細胞が腰や関節に浸潤すると、関節痛が生じることが報告されています。

血友病

出血部位の血液を固めるために必要な「血液凝固因子」というたんぱく質の一部が生

まれつき不足している疾患です。2021年のデータによると日本の血友病A、血友病Bの患者数の合計は約6900人となっています。血友病の98・5%は男性で、患者はほとんどが男性です。

全身のさまざまな部分で起こりますが、表面の出血よりも身体のなかで起こる「内出血」が問題で、特に関節や筋肉部分の内出血による症状が多く見られます。関節内出血は肘や膝、足首などに発生しやすく、出血すると腫れや痛み、熱感などが起こります。

関節痛と経済的影響

関節リウマチは、慢性的な炎症性関節疾患であり、生活の質と労働能力に大きな影響を及ぼします。2008年の調査によれば、関節リウマチの発症後も約3分の2の就業者が仕事を続けていましたが、約3分の1は勤務時間を減らす、転職、または離職を余儀なくされました。

また、全体の約4割の患者が家事手伝いに従事しており、そのなかで約6割が家事を減らした、または家事ができない日があったと回答しています。

これらの結果は、関節リウマチが患者の日常生活と労働能力に深刻な影響を及ぼすことを示しています。

関節痛は一度発症すると完治がむずかしく、また、原因不明なものも多いため予防も困難です。しかし、早期発見と適切な治療により、症状の進行を遅らせ、生活の質の維持や改善が可能です。関節に違和感を覚えたら、なるべく早く専門医を受診することが大切です。

見え方の違和感や痛みがある

眼疾患

対処が急がれるものもある

目の病気は私たちにとって身近な症状のひとつです。近視や老眼、眼鏡が合わない、白内障、ドライアイ、緑内障、角膜疾患、網膜剥離など、非常に多く存在します。**視力の低下を伴う病気は今後の生活に大きな影響を与えるため、安易に捉えるのは危険**です。眼鏡の調整や点眼治療などですむ場合もありますが、良好な視力を保つためにとても重要な角膜、水晶体、網膜の黄斑部に変化が生じている可能性が高く、早めに眼科を受診することをおすすめします。特に、網膜剥離は緊急手術が必要な場合もあります。

まずは、眼疾患で、特に緊急に対処が必要なものを紹介します。

眼化学外傷

目の化学外傷は、洗剤、有機溶剤、パーマ液などの化学物質が誤って目に入ることで発生します。化学物質が目に触れると、痛み、流涙、充血などの症状が現れ、角膜混濁、緑内障、白内障、ぶどう膜炎などの合併症を引き起こす可能性があります。最悪の場合、失明に至ることもあります。

化学物質が目に入った場合、その場でなるべく早く、目を開けたまま水道水などの流水で10分以上洗うことが推奨されます。傷ついた目を開けたまま洗うのは困難ですが、化学物質が目に接触している時間が長ければ長いほど、目の障害は重症となるため、できるだけ化学物質を洗い流すことが重要です。

網膜血管閉塞疾患

動脈硬化が進むことで、網膜の静脈が詰まる「網膜静脈閉塞症」や網膜の動脈が詰まる「網膜動脈閉塞症」を発症することがあります。それらが原因で、黄斑浮腫や、新生血管による硝子体出血が起こり、視力、視機能が低下し、場合によっては失明の危険もあります。日本では50万人前後の患者がいると推測されています。

急性緑内障発作

何らかの原因により、閉塞隅角緑内障を発症し、眼圧が急上昇して目の痛み・頭痛・吐き気・嘔吐・かすみ目などの症状を起こすことがあり、これを急性緑内障発作といいます。場合によっては一晩で失明してしまう可能性もあります。また、症状から初期診断では頭の病気と間違われ、治療が遅れてしまう可能性があるため、原因が特定できない場合は早急に眼科を受診するようにしてください。

角膜びらん

びらんには「ただれること、皮膚や粘膜の表皮が欠損した状態」という意味があり、角膜びらんは角膜の上皮がただれている状態、または欠損している状態を指します。

代表的な症状としては目の痛みや充血、ゴロゴロとした違和感などが挙げられます。

また、涙が止まらなくなるのも特徴で、コンタクトレンズを着けたまま眠ったり、レンズのケアを怠ったりすることで、角膜の上皮が傷つくことが原因となります。
角膜ジストロフィ（角膜が濁ってしまう病気）、重い糖尿病、またはドライアイなどの病状でも角膜びらんを引き起こす可能性があります。

網膜剥離

網膜剥離とは、眼球の内側にある網膜という膜が剥がれて視力が低下する病気です。外傷などの眼球の急激な変形で起きることもありますが、特に誘因がなくても発症します。網膜剥離は近視の人に多く、10～20代の若年者と50～60代の中高年での発症が多いことが知られています。

網膜剥離の初期症状は飛蚊症で、視界に黒い虫のようなものが見えたり、砂埃が舞って見えるような症状が現れます。網膜の剥がれは痛みを伴わないため、気づきにくいです。しかし、網膜の中心部である黄斑部分まで剥がれた場合、急激に視力が低下し、失明に至る恐れもあります。**網膜剥離は治療が早ければ早いほど視力への影響が少なくてすむので、早期発見と速やかな治療が大切**です。

眼窩底骨折

眼窩底骨折は、スポーツや事故などで強い衝撃を受けた結果、眼球を取り囲んでいる頭蓋骨の部分が折れる病態です。特に、「ボールが顔面に当たった」、「けんかで殴られた」などの事例で受傷することが多いです。

眼窩とは、眼球がある顔面骨のくぼみで、眼球に急激な外力がかかると眼窩内での圧が高まります。この時、構造的に薄い下方や内方の壁が骨折して圧を逃がすことで、眼球破裂という最悪の事態を避けていると考えられています。

主な症状としては、頬から上口唇へのしびれ、複視（物が二重に見える）、眼球運動障害（ある方向が見にくい）、眼球陥没などがあります。これらの症状は、骨折部位に挟まった筋肉が眼球をうまく動かせないことにより引き起こされます。視力障害は、眼窩底骨折自体が直接引き起こすものではありませんが、出血によって視神経が圧迫されると視力障害を引き起こすことがあります。特に小児や視力障害がある場合は、緊急手術が必要となることもあります。

眼球破裂

眼球破裂は、眼球に強い衝撃が加わった際に眼球を覆う組織が破れ、内部の組織が飛び出す外傷のことを指し、事故やスポーツ競技、けんかなどによって起こることが多いです。

眼球破裂を生じると、痛みや出血とともに急激な視力低下を引き起こします。さらに、眼球内部の組織が漏れ出ることで涙が出やすくなります。重症の場合は失明に至る可能性もあります。

治療は、破れた組織を縫い合わせることと感染症の予防が主体となります。軽症の場合は、治療用のコンタクトレンズを装用することで眼球が回復することもあります。しかし、重症の場合は手術が必要となります。基本的に視力が完全に元の状態に戻ることはありません。

角膜異物

角膜に飛んできたゴミ、植物片、昆虫、砂、小石など異物が付着または刺さったりした状態を指します。どんな異物でも早急に除去し、感染症を防ぐ治療を行うことが重要ですが、なかでも鉄片が入った場合とアルカリ性の薬物が入った場合は特に注意が必要です。

角膜は痛覚が非常に発達している器官で、異物が付着すると、瞬時に痛みや異物感などの症状が現れます。角膜異物を放置すると、角膜潰瘍などのほかの眼病を引き起こす可能性があるため、**異物感や痛みを感じた場合は、早急に眼科を受診し、専門的な診断と治療を受けることが大切**です。

眼科受診の理由はさまざま

右に挙げたもの以外でも、数日で腫れがひかない場合や、日に日に症状がひどくなる場合は眼科を受診してください。また、かゆみや充血、目やになどのほかの症状を伴う場合も受診を検討しましょう。痛みがある、見えづらくなってきた、といった症状がある場合は速やかに受診することをおすすめします。息苦しさや全身のむくみを伴う場合には、心臓の病気や高血圧などの内臓の異常が原因の可能性もあります。

また、その他、眼科受診の理由として多い疾患も紹介します。

俗に「ものもらい」「めばちこ」「めいぼ」と呼ばれます。原因は細菌感染によるものです。眼瞼には涙や汗の分泌腺や毛穴がありますが、その小さな孔から細菌が感染して症状を引き起こします。感染した場所により外麦粒腫と内麦粒腫に分類されます。

症状としてはまぶたの一部が赤く腫れ、軽度の痛みやかゆみを伴います。炎症が強くなってくると、赤み・腫れ・痛みが増強し、化膿が進むと、腫れた部分が自然に破れて膿が出ることもあります。膿が出てしまえばその後症状は改善に向かいます。

結膜炎

結膜炎は、白目とまぶたの裏側を覆っている半透明な膜（結膜）が、赤く充血して炎症を起こす病気です。感染で起こる細菌性結膜炎、ウイルス性結膜炎、アレルギーで起こるアレルギー性結膜炎など、さまざまな種類があります。

細菌性結膜炎は、特定の細菌が結膜に感染することで発生します。この病気は通常、抗生物質の点眼薬で治療され、数日で症状が改善します。

ウイルス性結膜炎は、ウイルスが結膜に感染することで発生します。通常は特別な治療なしに自然に治りますが、症状を和らげるために点眼薬が使用されることもあります。

アレルギー性結膜炎は、花粉やダニなどのアレルゲンに対する身体の反応として発生します。この病気は、抗ヒスタミン薬やステロイドの点眼薬で治療します。

これらの病気は、目の赤み、かゆみ、刺激感、そして目やにのような症状を引き起こします。

アレルギー性結膜炎

アレルギー性結膜炎は、目に起きるアレルギー反応の一種で、特定のアレルギーの素因（花粉やハウスダストなど）に対する身体の過剰な反応により発症します。結膜の炎症、掻痒感、目の異物感、目やに、涙の過剰分泌などの症状を引き起こします。治療は、アレルギーの素因を避けること、抗ヒスタミン薬の使用、および重症の場合はステロイドの点眼薬の使用などがあります。

流行性角結膜炎

流行性角結膜炎は、アデノウイルスによる眼感染症です。このウイルスはとても感染力が強く、昔から俗に「はやり目」と呼ばれています。

アデノウイルスに対する直接的な治療法は存在せず、主に症状の緩和と感染の管理を行います。抗炎症剤の点眼は、炎症の鎮静化と症状の軽減を目指す対症療法の一部で、痛みや不快感を和らげることがあります。さらに、細菌の二次感染を予防し、既存の感染を治療するために抗生物質の点眼が使用されることがあります。これは、アデノウイルス感染が患者の免疫を低下させ、ほかの細菌が侵入しやすくなる可能性があるためです。これらの治療法を用いても、一般的に症状は約2週間持続しますが、適切なケアと休養を確保することで、その後自然に回復していきます。

角膜炎

角膜炎とは、角膜（黒目部分）が何らかの要因により、炎症を起こした状態をいいます。ウイルスや細菌の感染が主な原因で、その他にはコンタクトレンズの装用や、目を強くこすることで傷ができたり、ドライアイのため角膜に微生物が付着・繁殖したりした場合などにも起こります。目の違和感、涙が出るなどの症状のほか、目の痛み、充血、目やにが出るなどの症状が現れます。多くの場合は点眼治療で改善できますが、**重**

症化すると失明する恐れもあるため早めに受診しましょう。

白内障

目のなかのレンズの役割をする水晶体が濁ってしまう病気です。加齢に伴い発生するケースが最も一般的で、早ければ40歳から発症し、80歳を超えるとほとんどの人が何らかの白内障の状態にあるといわれています。初期の段階では自覚症状がない場合が多く、進行しても基本的に痛みがないため気がつきにくい病気です。進行した場合は、視界が暗くなったり、白っぽくかすんで見えたり、眩しく見える場合があります。

白内障は、放置さえしなければ基本的には失明する病気ではありません。しかし一度発症すると薬では治りません。薬剤による治療は、白内障の発生前の予防や、発症初期の抑制には効果がありますが、最終的には手術以外の治療方法はありません。

視覚障害による経済損失

2007年の日本眼科医会の調査によると、日本には164万人の視覚障害者、18万8000人の失明者がいるといわれます。視覚障害者の半数は70歳以上、72%が60

歳以上であり、視覚障害は高齢者の大きな問題です。原因疾患は緑内障が1位、糖尿病網膜症が2位で、これらと変性近視、加齢黄斑変性、白内障で全体の4分の3を占めるといわれます。社会の高齢化により、視覚障害者数は2030年には200万人に達すると推定されています。

視覚障害者は「**低いQOL**」**のまま生きる**ことを余儀なくされ、また、その家族も多大な時間と費用を必要とされます。1週間あたり17時間の介護を必要とし、介護者の45%が介護責任のため仕事を諦めています。視覚障害は本人だけの問題ではなく、家族にとっても大きな問題です。

視覚障害者164万人の社会的経済損失は年間8兆8000億円といわれ、2030年には視覚障害者は202万人に増加、損失額も11兆円となることが予想されています。予防や早期診断に対する国民意識の向上、より積極的な治療を行うことで**視覚障害者数を減らすことは、患者個人のQOL改善だけでなく、視覚障害から生じる総合的なコストを減らすことにつながり、社会全体の経済的負担の軽減にも寄与する**といえます。

視力は一度失うと取り戻せません。ぜひ積極的な受診を心がけてください。

口から血を吐いた

血痰・喀血

せきと一緒に血を吐いた状態

喀血《かっけつ》とは、気管支や肺などの呼吸器臓器から出血した血液を口から吐くことを指し、気道出血とも表現します。また、気道からの出血が少量で、痰に血が混じっている状態のことを血痰《けったん》といいます。

一方、食道・胃・十二指腸などの消化器系からの出血を「吐血」といいますが、血痰・喀血とは口から血が出たときの症状で区別します。**せきと一緒に出てきた場合は喀血、嘔吐と一緒であれば吐血**であることが多いです。さらに喀血は吐血と比べると赤みが強く、泡が混じることが多く、固まりにくいという特徴があります。

ある報告では、喀血で入院した患者の院内死亡率は9・4％にのぼるといわれています。喀血は生命にかかわるため、できるだけ早く病院を受診する必要があります。呼吸器内科が専門ですが、まずは内科でも構いません。受診の目安は次の通りです。

●至急受診すべき状態

コップ1杯以上（200cc以上）の血を吐いた、意識が遠のいたり息苦しかったりなどの症状があるといった際は、早急な受診、場合によっては救急車が必要です。基本的に緊急入院が必要となることが多いです。

●診療時間内に受診すべき状態

血痰が続く、せきが出る、体重の減少や微熱が見られる、周囲に結核にかかった人がいる場合は、翌日～近日中に受診が必要です。全身状態に応じて入院を検討します。

●場合によって受診を検討すべき状態

鼻血や歯茎からなど出血の原因がわかっており、その後繰り返さないケースでは、気になる・困っている場合は受診を検討しましょう。

喀血の原因として考えられる病気

喀血の多くは気管支や肺の病気によるもので、さまざまな病気が原因となって起こります。代表的な疾患をいくつか紹介します。

気管支拡張症

何らかの原因により気管支が広がってしまった状態を指し、慢性のせきや痰など呼吸器症状が見られる病気の総称です。急にせき・痰の量が増える、粘度が増す、膿のような痰が出る、息苦しさ・倦怠感などが増加するといった症状があり、肺炎も起こしやすくなります。気管支拡張が起こっている部位は、炎症に伴って血管が増え、血管の壁が弱くなっているため、血痰や喀血もよく見られ、ときに大量の喀血を起こします。

結核

結核菌に感染することによって発症する病気です。戦後、日本の結核による死亡者数は、1947年の14万6241人をピークに減少しています。2022年のデータでは、結核と診断され登録された患者数は1万235人、死亡者数は1664人で、結核低まん延の水準である罹患率10・0以下の状態が継続しています。

主な症状として、2週間以上持続するせきを認めることが多いです。また慢性的な感染症であることを反映して、体重減少や全身倦怠感を認めることもあります。

肺真菌症

カビの仲間を総称して真菌と呼び、真菌が体内に感染することを真菌症といいます。水虫などから発症する「表在性」と肺や脳で発症する「深在性」の2つに分類されます。肺に発生する深在性真菌症は、真菌を吸入した場合や、血液中に真菌が流れて肺にたどり着いた場合に発症に至ります。一般的には細菌感染よりも進行は緩徐な場合が多く、発熱やせき、痰、血痰、呼吸困難などが現れ、週〜月単位で症状が進行します。

非結核性抗酸菌症（肺NTM症）

結核菌以外の抗酸菌によって生じる病気を指します。結核のようにヒトからヒトへの感染や、数年で死に至ることはほとんどありません。しかし、結核とは対照的に**発症者が増えてきており、確実に有効な治療がないため重症者も多くなってきています。**２０１８年の調査では国内の肺ＮＴＭ症による死亡者数は年間１０００人を超えるなど、特に近年では女性の罹患者および死亡者が増加しています。

症状としては、体重減少、微熱、血痰などがありますが、いずれも結核と比べると軽く、慢性の呼吸器感染症の症状を呈します。病状の進行は非常に緩やかであり、10〜20年という年月をかけて進行していきます。

肺がん

肺に発生するがんのことです。全身を流れた血液は心臓へ戻り、さらに肺へ流れていくため、肺は大腸や肝臓、乳房などさまざまな部位に発生するがんが転移しやすい臓器でもあります。特に60歳以降の男性に多く見られ、早期段階では自覚症状がないことも多く、進行した状態で発見されるケースが多いといわれています。5年生存率は34・9％で、治療がむずかしいがんのひとつです。近年では年間約7万人以上が肺がんで亡くなっており、**すべてのがんのなかで最も死者数が多い**です。

肺塞栓症（エコノミークラス症候群）

肺の動脈に血液の塊（血栓）が詰まってしまう病気のことを指します。発症すると突然のせきや胸痛、呼吸困難を起こすことがあり、突然死に至る場合もあります。そのため、迅速な診断と治療が必要な疾患です。

症状としては、長期間座ったあと動いたときに息苦しさを感じます。肺には酸素を血液に供給するという重要な役割がありますが、肺動脈に血栓が詰まることで、この機能も障害されます。そのため全身の臓器に必要な酸素が供給されなくなってしまい、呼吸困難が起こります。呼吸をしたときの胸痛や心筋梗塞のときのような胸の不快感や圧迫感を覚えることもあります。

特発性喀血症

肺に基礎疾患がまったくないのに喀血することがある場合は、特発性喀血症の可能性があります。特発性喀血症の場合は、喀血以外の症状は基本的にありません。喀血の治療を必要とする人の1〜2割がこの特発性喀血症で、喫煙者に多く見られます。

頭痛

頭の一部や全体が痛む

慢性頭痛と急性頭痛がある

頭痛は、頭部全体または一部に生じる痛みの総称で、その原因や特性によりさまざまなタイプに分類されます。頭痛は大きく**慢性頭痛**と**急性頭痛**に分けられます。

慢性頭痛とは、定期的に同じような程度の痛みを似たパターンで繰り返す頭痛のことを指します。頭痛持ちといわれる人々の多くはこの慢性頭痛に該当し、そのなかでも主に次の3つのタイプが存在します。

緊張型頭痛

頭部筋肉の緊張や、精神的ストレスで起こります。頭全体が締めつけられるように痛み、10〜50代の女性に多く見られます。ストレスを溜めないよう心がける、ぬるめのお湯での入浴やマッサージ、姿勢の改善、運動などで緩和が期待できます。

片頭痛

ドクドク、ズキンズキンとした脈打つ頭痛に加えて、吐き気や嘔吐を伴い、光・音・においといった刺激をつらく感じるのが特徴です。10〜20代で症状が出始めることが多く、男性より女性に多く見られます。

片頭痛発作のうち、3分の1は前兆があるといわれており、特定の食べ物や状況が誘因となり頭痛発作が起こる人もいます。前兆が見られる人は、きっかけとなる特定の状況が何かを知ることで、それを避けたり、鎮痛薬の準備をしておくなど、対処しやすくなるため、**「頭痛ダイアリー」を記録して自分の頭痛を観察する**ことも有効です。

群発頭痛

一定の決まった時期や時間帯に、目をえぐられるような強烈な痛みが起こります。青年～中年男性に多く、飲酒が誘因となります。1～2カ月ほど毎日のように頭痛が起こる「群発期」があり、この期間にはお酒を控えましょう。

頭痛を引き起こす原因はさまざま

頭痛は誰もが経験のあるありふれた症状ですが、その頭痛は怖い病気のサインかもしれません。以下の症状がある場合は危険なため、早急に医療機関を受診しましょう。

●今までに経験したことのないような激しい頭痛

くも膜下出血の疑いがあります。すぐに救急車を呼びましょう。

●発熱を伴う強い頭痛

髄膜炎の疑いがあります。

●手足の麻痺、めまいのある頭痛

脳腫瘍、脳血管障害が疑われます。神経内科、脳神経外科などの専門医を受診しましょう。

●麻痺や認知機能の低下を伴う頭痛

慢性硬膜下血腫が疑われます。頭部の打撲などで頭蓋骨の内側に血の固まりができ、脳を圧迫します。打撲直後に異常がなくても数カ月後に症状が現れる場合もあります。

●徐々に痛みが増す頭痛

早朝～朝方に痛みが増強する場合は、脳腫瘍が疑われます。

日常に関係の深い頭痛も多い

また、頭痛は日常生活のさまざまな場面に潜んでいます。代表的なものをいくつか紹介します。

カフェイン離脱性頭痛

長期間毎日カフェインを使用している人が、突然使用をやめたり、使用量を減らしたりしたときに現れる頭痛です。**カフェインをやめるときは、徐々に減量する**必要があります。離脱症状が出た場合は適宜カフェインを摂取することによって、症状が軽減します。

睡眠障害による頭痛

頭痛と睡眠障害には双方向的な関係性があり、睡眠障害を改善すると頭痛も改善することもあれば、睡眠中の頭痛が睡眠障害を引き起こすこともあります。これは、脳の痛みを伝達する経路と、睡眠と覚醒を調節する経路の一部が重なっていることが理由のひとつと考えられています。

睡眠環境を最適化することは、頭痛の予防と管理に重要です。具体的には、就寝前に明るい光やブルーライトを浴びるのを避けること、就寝前のカフェインやアルコール、たばこの摂取を控えることが重要です。寝室を適切な温度・湿度に整えることも大切です。

月経前症候群（PMS）による頭痛

月経のある女性のおよそ70～80％は月経の前に何らかの不快な症状を感じるといわれていますが、PMSはその症状の程度が強い状態です。症状の現れ方は人によりさまざまで、心理的な症状では抑うつ気分や不安、イライラ、感情の混乱など、身体的な症状ではお腹の張りや痛み、頭痛、手足のむくみなどがあり、社会生活が困難になるほどの人もいます。対処法は起きた症状を和らげるケアが中心になります。

更年期障害による頭痛

更年期の症状として頭痛が比較的よく認められますが、エストロゲンの減少とそれに伴うセロトニンの減少、さらに自律神経の乱れによる血管の収縮・拡張のアンバランスにより引き起こされると考えられています。特に、エストロゲンの変動が大きい閉経前には一過性に頭痛が悪化し、閉経後にはエストロゲンの変動が抑まることで頭痛が軽減する傾向があります。

薬物乱用頭痛（鎮痛剤の乱用による頭痛）

鎮痛剤を慢性的に使用し続けることで起きる頭痛です。**薬を使えば使うほど効かなく**

なり、さらに頭痛も悪化してしまうのが特徴です。

薬物乱用頭痛の予防としては、何が頭痛の原因になっているかを考えなければなりません。どんなときに頭痛が起きやすいか、肩こりや飲酒、喫煙など、起因と考えられる事象に対し、改善できることはないかを検討してみてください。薬以外のリラックス方法を取り入れることも大切です。

胸の表面や内臓が痛む

胸痛

痛みの種類と危険な痛み

胸痛とは、胸が痛む症状のことをいいます。胸痛は重大な病気のサインである可能性があるため、次のような症状がある場合は救急車を呼ぶか、速やかに医療機関を受診してください。

・石をのせられたような圧迫感のある痛み：狭心症や心筋梗塞、大動脈解離の可能性がある
・胸が締めつけられるような痛み、焼けつくような痛み：狭心症や心筋梗塞の可能

性がある
・前胸部や背中を移動しながら裂けるような痛み：大動脈解離の可能性がある
・呼吸困難や吐き気、冷や汗、嘔吐、意識低下、失神などを伴う痛み：心不全、心臓弁膜症などの可能性がある

心臓疾患は、一度発症すると生涯にわたる管理が必要となります。未然に防ぐためには、胸の違和感を感じた際には速やかに医療機関を受診することが重要です。また、胸痛の原因は多岐にわたり、心臓や血管だけでなく、消化器系や呼吸器系の病気も考慮に入れる必要があります。発熱やせき、皮膚の変化、胸やけなどの症状が伴う場合や、症状が1週間以上続く場合は、早めに医療機関を受診することが推奨されます。

胸痛を感じて医療機関に行く際は、次のことを医師に聞かれる可能性が高いため、自身の症状をまとめておくとよいでしょう。

・いつから、どのように痛むか
・どのくらいの痛みがどの程度続くか

・呼吸や姿勢で変化するか
・痛み以外の症状はあるか

胸痛が症状として現れる疾患

胸痛がある際に考えられる疾患には、次のようなものがあります。

急性冠症候群（ACS）

急性冠症候群（ACS）は、心筋梗塞や不安定狭心症を含む疾患の総称で、冠動脈の血管壁に蓄積したプラークの破綻とそれに伴う血栓形成により、冠動脈内腔が急速に狭窄または閉塞し、心筋が虚血、壊死に陥る状態を指します。この状態は生命に危険を及ぼす可能性があり、胸痛を主訴として救急搬送される患者の30～40％が急性冠症候群を発症していると報告されています。

胸痛は、心筋が十分な酸素を得られない虚血状態を示す重要な兆候である可能性があり、急性冠症候群の可能性を示す警告信号となります。

大動脈解離

大動脈の内膜が破れ、血液が内膜と中膜の間に流れ込むことで起こります。胸痛や背中の痛みといった症状を引き起こし、また血管が裂けているため破裂しやすい状態にあります。特に上行大動脈に解離が起きた場合、1時間に1%ずつ死亡率が上昇するといわれています。高血圧、動脈硬化、遺伝的要因、外傷などがリスク要因として挙げられます。

心筋炎

心臓の筋肉である心筋の炎症で、疲労感、息切れ、不整脈、胸痛などの症状を引き起こします。主にウイルス感染によって引き起こされますが、細菌感染、膠原病、薬剤性などほかの原因でも発症します。

心膜炎

心臓を覆う薄い膜である「心膜」の炎症で、胸痛を引き起こします。心膜炎の胸痛は、特に深呼吸や体位変換時に悪化することが特徴です。心膜炎はウイルス感染が最も一般的な原因ですが、膠原病、悪性腫瘍、心筋梗塞、薬剤性など、さまざまな原因で発症することがあります。

肺塞栓症（エコノミークラス症候群）

手足の静脈に血栓が形成され、その血栓が血流に乗って肺の血管に詰まる病気です。主な症状としては、息切れ、胸痛、めまい、失神、冷や汗、動悸、発熱、せき、血痰などがあります。肺塞栓症の診断は心電図検査、血液検査、心エコー検査、造影CT検査などで行われます。

肺塞栓症は、長時間同じ姿勢を続けることで血栓ができやすくなるため、飛行機の長時間フライトや、地震災害などで長時間車中で過ごすことが必要となる状況では、特に注意が必要です。また、肺塞栓症は深部静脈血栓症（DVT）から発症することが多く、DVTは腕などにできることもありますが、多くは脚や骨盤内など下半身の静脈内にできます。

治療には血液をサラサラにする薬が用いられ、重症の場合には人工心肺装置（PCPS）と呼ばれる医療器具を用いて救命することがあります。また、エコノミークラスなどの狭いスペースで長時間過ごさなければならない人は、こまめにつま先を上げ下げする運動をすると肺塞栓症を予防できます。

よくある痛みや予防・対策

その他の疾患としては、次のようなものが代表的です。

●ストレス

ストレスの影響で起こる胸痛です。過度な飲酒や喫煙、過食、または慢性的な睡眠不足は、この症状の発生に寄与する可能性があります。

自己管理として効果的な対策は、食事内容の見直し、睡眠習慣の改善、適度な運動、禁煙、および飲酒量の調整などがあります。また、リフレッシュ方法を見つけることで、ストレスを適切にコントロールすることも重要です。

それでも不安感が強く、症状が改善しない場合は、専門家の助けを借りることを検討しましょう。心療内科などでのカウンセリングや適切な薬物療法により、症状の改善が期待できます。

●パニック障害

精神性の胸痛には、パニック障害もあります。パニック障害とは、突然、動悸や呼吸困難などの発作が起こる病気です。心臓がドキドキしたり、息が苦しくなったり、「死ぬのではないか」という強い恐怖を感じます。発作は10～30分ほどで治まりますが、発作がないときも、またいつ発作が起こるかわからない、という不安に苛まれて、その不安がまた新たな発作を引き起こし、悪循環に陥ってしまいます。

発作を認めた場合、まず薬で発作を抑える必要があります。パニック障害はうつ状態を伴うことも多く、不安を和らげる脳内物質であるセロトニンの利用率を高める抗うつ薬や、抗不安薬が用いられます。発作を抑える目的で、抗てんかん薬を使用する場合もあります。

腰背部痛

腰や背中が痛む

8割以上の腰痛は原因を特定できない

腰や背中の痛みは、人間が二本足で立つ生活を選んだ時点で、宿命的に起こったといわれています。主な原因は加齢による骨や軟骨、靭帯などの劣化、腰や背中に重い負荷をかける作業、悪い姿勢などが挙げられます。また、感染症や腫瘍、内臓の病気、こころの問題などの影響で痛みを生じることもあります。

日本整形外科学会の調査では、日本全国に腰痛のある人は3000万人いると推計されています。そのうち、**原因が特定できる場合が約15%、腰痛の原因が特定できない非特異性腰痛といわれる場合が約85%**とされています。非特異性腰痛は医療機関では「腰

腰痛の原因

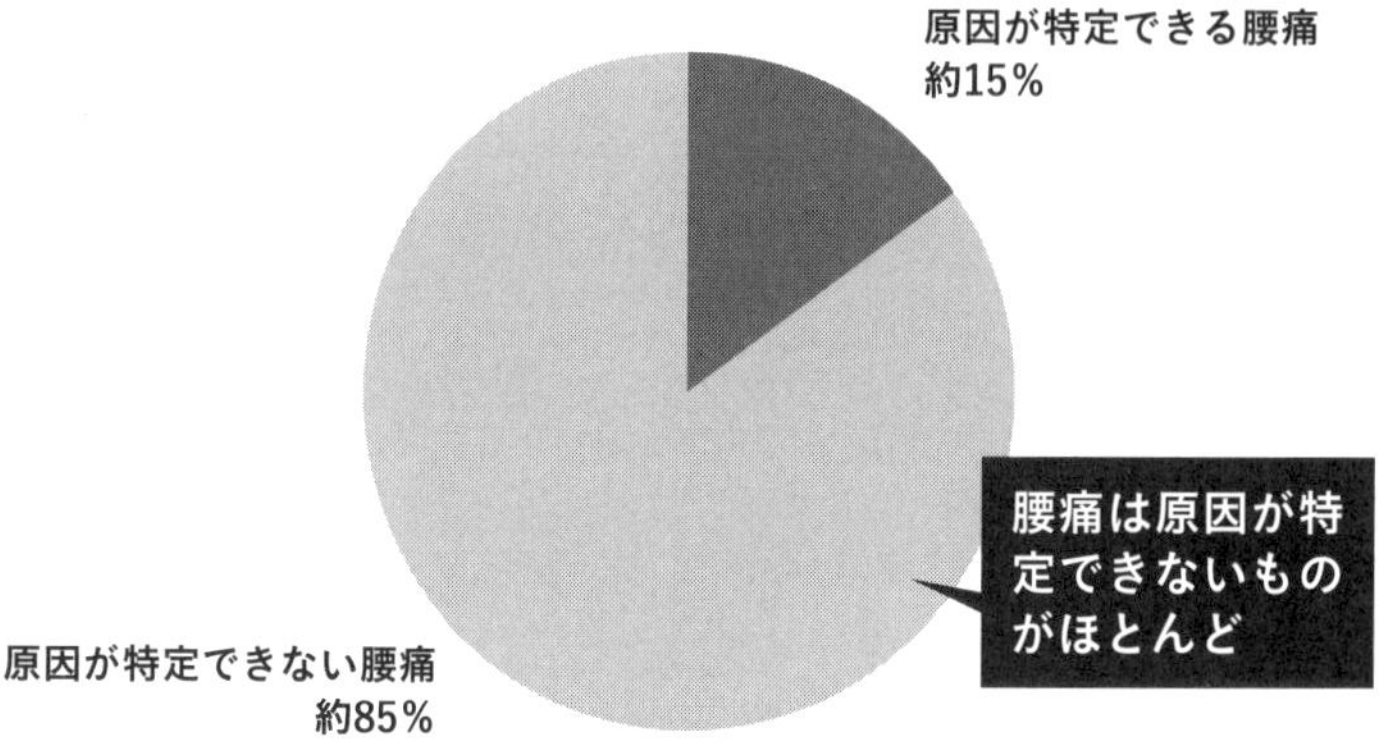

出所：JAMA268:760-765, 1992

椎捻挫」または「腰部挫傷」と診断され、ぎっくり腰もこれに分類されます。予後は良好なものが多いです。

一方、15%が該当する特異性腰痛は、原因が確定できる疾患です。代表的なものでは「圧迫骨折」「感染性脊椎炎」「大動脈解離」「腰椎椎間板ヘルニア」などが挙げられます。なかには危険な病気も含まれており、注意が必要です。

腰痛の原因としては、以下の可能性が考えられます。

●圧迫骨折

高齢者で骨がもろくなっている状態での尻もちや転倒が多くの要因です。X線検査だけでなく、CTやMRIでの検査を行う必要がある場合もあります。

●坐骨神経痛

痛みが鋭く、限局しているのが特徴です。腰より足の痛みを訴える場合が多く、感覚の低下も見られます。

●血管の病気

腰痛の原因は多岐にわたりますが、そのなかには血管の問題も含まれます。特に「大動脈解離」は非常に危険な状態で、突然の強い胸や背中の痛みを引き起こすことがあります。身を切るような、裂けるような感じと表現されることがあるような痛みです。大動脈解離は、救急医療が必要な状態で、発症後48時間以内に約半数の患者が亡くなるとされています。このような症状が現れた場合は、直ちに救急車を呼ぶことが重要です。

●感染症

感染症による腰痛は、主に化膿性脊椎炎という病気が原因です。この病気は、細菌が血流に乗って脊椎に運ばれ、脊椎が炎症を起こし、膿が溜まる状態を指します。腰痛は、この膿が脊椎を圧迫し神経を刺激することで生じ、安静にしても痛みはとれず、常に強い痛みを伴います。徐々に悪化していくことが特徴です。

●がんの骨転移

がん細胞が骨に転移した状態のことを指し、肋骨、胸椎、腰椎などに起こりやすいです。夜間に痛みが増すことが多く、神経症状や骨折を起こすこともあります。ＭＲＩ検査によって80～１００％発見することができます。

●うつ病

人間の身体には痛みを和らげるしくみがありますが、心理的ストレスによりそのしくみが正常に機能しないことで慢性腰痛を引き起こすことがあります。長期的なストレスを感じることで脳からドーパミンという神経物質の放出が抑制され、腰からの痛みの信号が脳に伝わり続けてしまうことが原因です。さらに、うつ病などでは、**痛みのコントロールがうまく働かなくなり、わずかな痛みでも強く感じるような状態になる**場合があります。

●ヘルニア

腰や臀部が痛み、下肢にしびれや痛みが放散したり、足に力が入りにくくなったりします。背骨が横に曲がって動きにくくなり、重いものをもったりすると痛みが強くなることがあります。加齢などにより変性し断裂して起こりますが、悪い姿勢での動作や作業、喫煙などもヘルニアが起こりやすくなることが知られています。

身体活動を増やして腰痛を予防しよう

日常生活に不自由ない場合や、医療機関で動いて問題ないといわれた場合は、自己管理を徹底することで職場でも対策可能です。痛みがひどいからといって長期（3日以上）にわたる過度な安静や休みをとるのは、痛みの慢性化やメンタルヘルス低下、痛みの増悪につながりかねません。そのため、**痛みが悪化しない程度に身体活動を増やすことが腰痛の自己管理につながり、将来の腰痛予防に役立つ**といえます。

お腹が痛む

腹痛

症状や種類はさまざま

腹痛の原因は多岐にわたり、軽度のものから重篤なものまで存在します。軽度の腹痛は、しばしば自然と治りますが、重篤な腹痛は命にかかわる可能性があります。以下の症状がある場合は、急性虫垂炎、胃潰瘍、内臓の穿孔、内臓の虚血など、重篤な疾患の可能性があるため、すぐに医療機関を受診してください。

- 突然の激しい腹痛、または激しい腹痛が継続する
- 吐血や、嘔吐物に血が混じっている

・便に血が混じる、もしくは便が黒い

腹痛は痛みが生じるメカニズムから、3つに分類されます。

●内臓痛

胃や腸などが、急激に伸展・拡張・収縮することで生じます。鈍い痛みで、痛みの部位は明確ではなく、冷や汗などを伴うこともあります。

●体性痛

腹膜や横隔膜などに分布する知覚神経への炎症や刺激によって生じます。鋭い痛みで、痛みの部位は明確です。

●関連痛

内臓からの痛みを伝える神経と皮膚からの痛みを伝える神経が、同じ高さの脊髄後角に入り、共通の神経に接続することで生じます。この結果、脳が内臓痛を皮膚痛と誤認することを関連痛といい、特に痛みの原因部位とかけ離れた部位に生じる痛みを放散痛といいます。

激しい腹痛には注意が必要

激しい痛みを伴う腹痛は非常に重篤な病気または生命を脅かす病気の兆候です。

腹膜炎

腹部の臓器を覆う腹膜に炎症が生じる病気です。炎症や痛みが急激に発症する急性腹膜炎は、治療が遅れると急速に症状が悪化し、最悪の場合は死に至るケースもあります。

腸閉塞

何らかの原因によって腸の一部が詰まり、食べ物や水分がうまく流れなくなる病気です。腸閉塞の一種である絞扼性イレウスは、腸閉塞のなかでも特に激しい腹痛を伴います。絞扼性イレウスは、腸管の狭窄や屈曲によって腸が詰まる病気ですが、突然の腹痛で発症し、前兆がほとんどないことが特徴です。

異所性妊娠

受精卵が子宮内膜以外の部位に着床する状態で、全妊娠の0・5～2％程度に起こるといわれています。主な症状は性器出血と腹痛で、特に、受精卵の成長が進み卵管破裂を起こすと、強い下腹部痛や腹腔内出血による貧血、低血圧、悪心・嘔吐、意識障害などのショック状態となることもあります。

異所性妊娠は生命にもかかわるため、できるだけ早く手術や薬物投与により妊娠を終了させる必要があり、早めの受診が重要です。

胃がん

胃の内壁を覆う粘膜の細胞が何らかの原因でがん細胞となり、無秩序に増えていくことで発生します。初期段階では自覚症状がほとんどなく、進行しても症状がないこともあります。代表的な症状として、腹痛や体重減少、食欲不振、みぞおちのあたりの不快感などがあります。かなり症状が進行すると吐血が現れることがあります。

自覚症状がほとんどないがんであるため、特に50歳以上の方は、胃がん検診を定期的に受けることが重要です。

よくある痛みと対策

そのほかの腹痛の原因や対処法を紹介します。

過敏性腸症候群（ＩＢＳ）

検査では異常がないものの、腹痛、下痢、便秘などが続く病気で、ストレスで症状が悪化することが多く、排便によって腹痛が改善することが特徴的です。20〜40代に好発し、下痢型は男性に、便秘型は女性に多いです（28ページ参照）。

対処として、生活習慣の改善や食事内容の見直し、適度な運動、ストレス対処などによる環境整備を行いますが、改善しない場合には薬物療法も検討します。

感染性腸炎

ウイルスや細菌、寄生虫などの病原体が腸管内に侵入し、増殖して発症する病気で、ほとんどの場合に下痢が見られます。腹痛も一般的な症状のひとつですが、痛みの程度や部位は個人差があります。

ウイルス性の場合は対症療法が中心となり、細菌性や寄生虫によるものは、病原体に合わせた治療を行う必要があります。予防策としては、食中毒に気を付けること、ウイルス性のものについては流行時期に手洗いをしっかり行うことや患者との濃厚接触を避けることが挙げられます。

機能性ディスペプシア（FD）

胃もたれや胃痛などの症状があるにもかかわらず、内視鏡検査などの詳細な検査を行って異常が見られない病気で、特徴として、**慢性的**で、**胃もたれや胃痛などの症状**があり、**原因となり得る異常が確認できない**という3点が挙げられます。

機能性ディスペプシアには、ストレスや胃の運動機能異常、内臓の知覚過敏などが影響すると考えられており、治療方法は、生活習慣の改善と薬物療法が中心です。生活習慣の改善方法として、暴飲暴食を控え、決まった時間に食事をとること、喫煙や過度なアルコール摂取は控えること、適度な睡眠時間の確保などがあります。

嘔吐

胃の内容物を口から吐き出してしまう

緊急性が高い場合もある

「吐き気」は嘔吐しそうな不快感のことで、悪心ともいいます。「嘔吐」は吐き気に続いて起こることが多く、胃が強く収縮し、胃の内容物が食道に押し上げられて口から出ることです。

嘔吐は、脳のなかにある嘔吐中枢を刺激するさまざまな病気で起こります。原因として、食中毒、消化器や脳の病気、妊娠時のつわり、乗り物酔いによる迷走神経反射などがありますが、なかには緊急性が高い場合もあるので、次のような症状がある場合には、医療機関を受診しましょう。

・激しい嘔吐があり、水分をとることもできない：脱水症状を引き起こす恐れがある
・吐いたものに血が混じっている：胃潰瘍など、胃や粘膜からの出血の可能性がある
・強い腹痛がある：腸閉塞など、消化器の病気の可能性がある
・頭痛、麻痺、しびれ、ふらつきなどがある：脳出血など、脳の病気の可能性がある
・胸痛がある：心筋梗塞や狭心症など、心臓の病気の可能性がある
・発熱、下痢などの症状がある：感染性胃腸炎の可能性がある
・吐き気や嘔吐が何日も続く
・強い倦怠感がある、便や尿が出ない

吐き気と嘔吐は、乳児から成人まで、誰にでも起こり得る一般的な症状です。これらの症状は、さまざまな要因により引き起こされます。

代表的なものとして、胃や腸の疾患、脳や中枢神経系の疾患、感染症、抗がん剤など

の薬剤、乗り物酔いなどの平衡感覚の乱れ、糖尿病などの全身性疾患、妊娠初期のホルモンの変化、異物の誤飲、ストレスや不安などが挙げられます。さらに、視覚的な刺激や不快なにおいなど、感覚的な要因によっても吐き気や嘔吐が引き起こされることがあります。

食べ過ぎやお酒の飲み過ぎは、吐き気や嘔吐の一般的な原因で、このような場合、通常は安静にしていると自然に回復します。しかし、**吐瀉物に血液やコーヒーのかす状のものが混じっている場合は、胃や十二指腸の潰瘍などの可能性が、頭部をけがした後に吐き気や嘔吐が起こる場合は、脳震盪や脳内出血など、脳の損傷の可能性があるため、直ちに医療機関を受診**してください。

吐き気がする間は食事や水分はこまめに少しずつ

嘔吐が続く場合、脱水症状に陥る可能性があるため、注意が必要です。しかし、半日以上嘔吐を繰り返したり、ひどい水様下痢が生じない限りは、脱水症の心配はそれほど大きくありません。

吐き気や嘔吐がある場合、食事や水分摂取には注意が必要です。**食事は、胃腸の負担**

を軽減するために、**少量ずつ、こまめにとる**ことを推奨します。また、消化のよい食べ物を選ぶことも重要です。具体的には、スープやお粥などのやわらかいものが適しています。

水分摂取については、脱水症状を防ぐためにも重要です。しかし、**一度に大量の水分をとると吐き気や嘔吐を引き起こす可能性があるため、こちらも少量ずつこまめにとる**ようにしましょう。

風邪のような症状がある
耳・鼻・喉の痛み

耳に関する症状

鼻水や喉の痛み、発熱があり、体調が悪いと感じたとき、多くの人は内科を受診するでしょう。

しかし、内科は風邪や生活習慣病など、さまざまな体調不良に対して総合的に診断する診療科です。**めまい、鼻が詰まる、喉が痛いなど、明らかに耳、鼻、喉に関する症状がある場合は、耳鼻科の受診を検討**しましょう。耳鼻科では、専門的な治療器具を用いて、鼻や喉の粘膜の状態を内視鏡カメラで詳細に確認し、適切な治療を提供することが可能です。

耳鼻科を受診すべき症状は数多くあり、まずは耳の症状から紹介します。耳の痛みに、顔のしびれや動かしにくさ、めまいといった症状が伴う場合は、中耳炎やメニエール病、さらには脳の疾患など、より深刻な疾患の可能性もあります。これらの症状がある場合は、速やかに医療機関を受診しましょう。

難聴

難聴は、障害部位によって伝音難聴、感音難聴、混合難聴に分類されます。

鼓膜や耳小骨の欠損や奇形、鼓膜穿孔、中耳炎などにより、音の振動が内耳まで適切に伝わらないことで生じるものを「伝音難聴」といいます。

一方、内耳の障害や聴神経の問題により、音の振動を電気信号に変換したり、電気信号を脳へと伝達する能力が低下することで生じるものを「感音難聴」といいます。感音難聴は、突発性難聴、内耳炎、加齢性難聴、聴神経腫瘍などによって引き起こされることがあります。「混合難聴」は、伝音系と感音系両方の障害によって起こります。

難聴の原因によっては、適切な治療により聴力が回復する可能性もあるため、「聞きとりづらさ」を自覚した場合は、早期に医療機関を受診し、適切な診断と治療を受けることが重要です。

中耳炎

鼓膜の奥、中耳部分で起こる炎症で、最も一般的なものは「急性中耳炎」です。鼻や喉の感染症が中耳に広がることにより引き起こされます。感染が広がると、中耳に液体が溜まり、激しい痛みや聞こえの低下、耳の詰まった感じを引き起こします。

適切な治療が行われない場合、急性中耳炎は慢性中耳炎に移行する可能性があります。慢性中耳炎は、耳の機能に影響を及ぼし、場合によっては手術が必要となることがあります。

外耳炎

外耳炎は、鼓膜の手前、つまり外耳部分で起こる炎症です。この病状は、不潔な耳かきや指の爪などで耳の内部を傷つけ、傷から細菌が侵入し炎症を引き起こすことで発症します。症状としては、耳の痛み、腫れ、聴力低下などがあります。特に、耳たぶを引っ張ったり、耳の入り口を押したりすると、痛みが増すことが特徴的です。

突発性難聴

突発性難聴は、突然発症する原因不明の難聴を指します。目覚めた瞬間に気づくような急激な難聴のほか、耳鳴り、耳が詰まった感じ、めまいなどの症状が伴うことがあります。特に、難聴やめまい以外の脳神経症状（言葉が滑る、顔の感覚が鈍いなど）が合併する場合、脳梗塞など他の疾患も考えられるため、**脳や内耳のＭＲＩ検査を行い、脳梗塞や聴神経腫瘍との鑑別診断が推奨**されます。

鼻に関する症状

次に、鼻の症状について説明します。鼻は呼吸や嗅覚、声の共鳴に関与する重要な器官です。鼻の疾患は、これらの機能に影響を及ぼすだけでなく、鼻水や鼻づまりなどの不快な症状を引き起こし、日常生活に影響を及ぼすことがあります。

鼻出血

耳鼻科の診療でよく見られる症状のひとつが「鼻出血」です。鼻出血は、乾燥した空気、鼻内部の物理的な損傷、高血圧、抗凝固薬の使用など、さまざまな要因により生じます。まずは何も詰めずに、頭を前に傾け、外側から鼻をつまんで10分以上静止しましょう。それでも止血しない場合は、鼻にガーゼを詰めるなどの対処を行いますが、出血量が多い場合や出血が長時間止まらない場合は、速やかに耳鼻科の受診を検討してください。

副鼻腔炎

副鼻腔炎は、感染症、アレルギー、顔面の骨構造の異常などが原因で生じます。慢性的な鼻づまりや鼻水、鼻水が喉に流れる、鼻がにおう、頭痛、しめったせき、嗅覚低下などの症状を引き起こす可能性があります。以前は「蓄膿症」と呼ばれていたものです。

急性副鼻腔炎は抗生剤などの内服で改善することが多いですが、症状が慢性的に続く場合は、慢性副鼻腔炎の可能性があります。この場合、長期間（通常は約3～4週間）の抗生物質の投与が必要となることがあります。それでも症状が改善しない場合は、内視鏡下副鼻腔手術などの治療法を検討することがあります。

アレルギー性鼻炎

アレルギー性鼻炎は、特定のアレルゲンに対する免疫系の過剰反応によって生じます。主な症状としては、「くしゃみ」「鼻水」「鼻づまり」の3つが挙げられます。季節性のアレルギー性鼻炎の例としては、春のスギ花粉症や秋のブタクサによる花粉症があります。一方、ハウスダストやダニなどに反応する人は、これらのアレルゲンは年間を通じて存在するため、通年性アレルギー性鼻炎の症状を生じることがあります。

嗅覚障害

嗅覚障害は、嗅覚系統の異常により生じます。鼻の最上部に位置する嗅上皮には嗅細胞が存在し、これらの細胞に「におい分子」が到達すると、神経を介して脳でにおいを認知します。風邪やアレルギー性鼻炎、慢性副鼻腔炎、鼻中隔弯曲症などにより「におい分子」が嗅上皮まで到達できない場合、においを認知できなくなることがあります。また、風邪のウイルスなどにより嗅細胞自体がダメージを受けた場合、高度の嗅覚障害を引き起こすことがあります。

上顎がん

鼻腔の脇にある上顎洞という副鼻腔から発生するがんです。重症の慢性副鼻腔炎が長年放置されると発生しやすくなるともいわれています。

がんの初期には骨の空洞のなかにあるために症状が出にくく、ある程度進行してから発見される傾向にあります。

進展方向によって症状はさまざまで、鼻づまり、悪臭のある鼻汁、鼻出血、歯痛、頬の腫れ、視力障害などの症状が見られます。**特に左右片側だけに症状があるときは注意が必要**です。このような症状があるときは、耳鼻科を受診することをおすすめします。

治療は抗がん剤、放射線、手術の３つを併用するのが一般的です。

喉に関する症状

最後に、喉の症状について紹介します。喉に炎症が起きると、その部位の神経が刺激され、痛みを感じることがあります。また、喉の炎症は、腫れや粘膜の肥厚を引き起こし、これが呼吸困難を引き起こす可能性があります。喉の痛みや呼吸のしづらさを感じた場合、早めに耳鼻科を受診してください。

風邪・急性咽喉頭炎

咽頭、喉頭、鼻などの上気道にウイルスが感染すると、「風邪」と呼ばれる症状群が現れます。これには、喉の痛み、鼻水、せき、頭痛などが含まれます。

風邪の症状は限定的で、通常は数日〜1週間で自然に改善します。しかし、症状が重い場合や、高熱や息苦しさなどの深刻な症状がある場合、または症状が1週間以上続く場合は、医療機関を受診することをおすすめします。

急性扁桃炎

初期の段階では風邪の症状と似ていますが、悪化すると喉の痛みが強くなり、高熱が出ます。喉の痛みがかなり強く、つばを飲み込むのもつらくなるため、症状が激しい場合は食事も充分にとることができず、入院となるケースもあります。急性扁桃炎は抗生物質による治療が可能で、早期に適切な治療を行うことで、症状の悪化を防ぎ、回復を早めることができます。

声帯ポリープ

過度な声の使用や喫煙などにより声帯に損傷が生じ、その結果として発生する病気です。声帯の振動が妨げられ、声質が変わることがあります。特に、持続的な声の枯れや声の変化が見られ、風邪の症状がないにもかかわらず声が枯れる場合は、声帯ポリープの可能性が考えられます。

慢性咽頭炎

咽頭の不快感や異物感、そしてせき払いが慢性的に続く病気です。この病気は、塵埃や刺激性ガスに慢性的にさらされること、過度の声の使用、喫煙などが主な原因となります。特に、喫煙は咽頭炎を引き起こす可能性があり、これが慢性化すると慢性咽頭炎につながることがあります。

咽頭がん

一般に喉の部分に発症する悪性腫瘍のことを指し、その箇所によって上咽頭がん、中咽頭がん、下咽頭がんに分かれます。喫煙や飲酒などが主な原因になることが多く、また中咽頭がんや下咽頭がんでは、食道がんとの重複がんが多いのも特徴です。

逆流性食道炎

胃酸が食道内に逆流してくることにより食道の粘膜が荒れてしまい、炎症を起こします。この病気は、食道と胃の間の筋肉が緩んでしまうことが原因で、食べ物や胃酸が食道へ逆流してしまいます。ストレスや食生活の乱れ、生活のリズムが崩れることが発症の一因となりますが、ほかにも食道裂孔ヘルニア、加齢、血圧を下げる薬の副作用などが原因となることもあります。

症状としては胸やけやげっぷなどがあり、痛みは感じませんが、喉周りに強い違和感を覚えることがあります。治療としては、胃酸分泌を抑える薬を内服し、食道粘膜が荒れるのを防ぐことが一般的です。また、生活習慣の改善も重要で、暴飲暴食を避け、肥満の人は体重減少を、便秘の人は便秘解消を行うことが大切です。

●この本をどこでお知りになりましたか?(複数回答可)

1. 書店で実物を見て　　2. 知人にすすめられて
3. SNSで(Twitter:　　Instagram:　　その他　　)
4. テレビで観た(番組名:　　)
5. 新聞広告(　　新聞)　　6. その他(　　)

●購入された動機は何ですか?(複数回答可)

1. 著者にひかれた　　2. タイトルにひかれた
3. テーマに興味をもった　　4. 装丁・デザインにひかれた
5. その他(　　)

●この本で特に良かったページはありますか?

[　　]

●最近気になる人や話題はありますか?

[　　]

●この本についてのご意見・ご感想をお書きください。

[　　]

以上となります。ご協力ありがとうございました。

郵便はがき

お手数ですが
切手を
お貼りください

150-8482

東京都渋谷区恵比寿4-4-9
えびす大黒ビル
ワニブックス書籍編集部

お買い求めいただいた本のタイトル

本書をお買い上げいただきまして、誠にありがとうございます。
本アンケートにお答えいただけたら幸いです。
ご返信いただいた方の中から、
抽選で毎月5名様に図書カード(500円分)をプレゼントします。

ご住所 〒 TEL(　　-　　-　　)	
(ふりがな) お名前	年齢 歳
ご職業	性別 男・女・無回答
いただいたご感想を、新聞広告などに匿名で使用してもよろしいですか？ (はい・いいえ)	

※ご記入いただいた「個人情報」は、許可なく他の目的で使用することはありません。
※いただいたご感想は、一部内容を改変させていただく可能性があります。

呼吸困難

呼吸をするときに苦しみや不快感がある

横になれないほど苦しいときは要注意

呼吸困難は、「呼吸時の不快な感覚という主観的な体験」と定義されています。人によって感じ方や表現はさまざまですが、**苦しくて横になっていられず、座ると呼吸が少し楽になるという状態は注意が必要**です。

呼吸困難の原因疾患は、以下のように分類されます。

- 気管や肺そのものに問題があるケース
- 呼吸に必要な筋肉の運動に問題があるケース

・心臓に問題があるケース
・その他のケース

呼吸困難を起こした際は、次のようなことを確認するようにしましょう。また、**胸痛、喉の痛み、嘔吐、冷や汗、声がれ、チアノーゼなどの症状がある場合は、一刻を争うほど危険な状態**の可能性があります。すぐに医療機関を受診しましょう。

・どのような呼吸困難を感じているか
・突然発症／悪化したか
・どのようなときに起こったか
・呼吸するときに音がするか
・せきは出るか
・痰は出ているか。出ている場合どんな色か
・そのほか、気になる症状はあるか（胸痛、嘔吐、冷や汗など）

呼吸困難を伴う緊急性の高い疾患

続いて、緊急処置を要する呼吸困難が症状として現れる病気を紹介します。このような病気の症状がある場合は、救急受診が必要です。

アナフィラキシーショック

何らかの薬や食べ物などが身体に入ったことで起きることのあるアレルギー反応で、血圧低下や意識レベルの低下（呼びかけに反応しない）を伴う場合をアナフィラキシーショックと呼びます。ほかにも、皮膚の発疹やかゆみ、喉の腫れや息苦しさ、吐き気、嘔吐、下痢、心拍数の増加といった症状があります。

アナフィラキシーショックは緊急性を伴う症状であり、症状が現れたらすぐに医療機関での治療が必要です。その後の経過観察期間は、個々の状態や反応によりますが、通常は24時間以上となることが多いです。

喘息

喘息は、主にアレルギーによって気道が狭くなる病気です。炎症により気道が狭まることによって、せき、喘鳴（ゼーゼー、ヒューヒューと音の鳴る呼吸）、痰、息苦しさといった症状が起こります。重症の発作を起こすと呼吸困難に陥ることがあり、ときに命にかかわることもあります。発作は夜間や明け方に多く見られることが特徴です。

唇や爪の色が白っぽい、息を吸うときに胸がベコベコ凹む、息を吸うよりも息を吐くほうが明らかに時間がかかる、脈がとても速い、苦しくて話せない、眠れない、歩けない、意識がない、呼吸がないといった症状がある場合や、発作止めの薬が効かない、発作止めの薬が手元にない場合は直ちに医療機関を受診することが必要です。

自己判断で治療の継続を怠ると、炎症とその修復が繰り返される過程で気道の壁が厚くなり、空気の流れがもとに戻らなくなる可能性があります。このようになる前に適切な治療が必要です。

うっ血性心不全

うっ血性心不全は、心臓のポンプ機能が弱まり、全身に十分な量の血液を送り出せなくなった状態で、肺やその他の臓器にうっ血が起こる病態です。息切れ（呼吸困難）、動悸、激しいせき、手足のむくみ、倦怠感、夜間の頻尿といった症状が起こります。

重症度はＮＹＨＡ心機能分類で４段階に分類され、**比較的症状の軽いⅡ度から、身体活動が制限される**のが特徴です。

- Ⅰ度：身体活動に制限はない。日常的な身体活動では、著しい疲労、動悸、呼吸困難、狭心痛を生じない
- Ⅱ度：軽度ないし中等度の身体活動の制限がある。日常的な身体活動で疲労、動悸、呼吸困難、狭心痛を生じる。安静時には無症状である
- Ⅲ度：高度な身体活動の制限がある。通常以下の身体活動で疲労、動悸、呼吸困難、狭心痛を生じる。安静時には無症状である
- Ⅳ度：いかなる身体活動も制限される。安静時にも心不全症状や狭心痛があり、わずかな活動でも症状が悪化する

気道閉塞

気道閉塞は、食事中に異物が喉に詰まることで起こることがあります。また、意識がなくなると、顎、頸部、舌などの筋肉が緩み、舌のつけ根が気道に落ち込んだり、血液の塊や吐いたものなどが喉に詰まったりして気道が塞がれることもあります。症状は、呼吸困難、息切れ、意識障害、顔面の蒼白などがあります。

窒息のサインがある場合、すぐに異物除去の手当を試み、必要時は救急車を呼んでください。

気胸

何らかの原因で肺に穴が開いてしまい、そこから肺の外側の胸腔《きょうくう》内に空気が漏れ、肺がしぼんだ状態をいいます。発症の原因により、外傷性気胸と自然気胸の大きく2つに分けられます。交通事故や高所からの転落などにより、折れた肋骨が肺に刺さることが原因となるのが外傷性気胸です。一方、自然気胸には外的な原因がありません。突然現れる胸痛、息苦しさ、せきなどの症状がある場合は、直ちに医療機関を受診してください。

重症度は、胸部X線検査によって認められる肺のしぼみ具合などの基準で「**軽度**」「**中等度**」「**高度**」に分類されます。軽度気胸は、息苦しさなどの症状が軽度、もしくは自覚症状がないこともあります。入院の必要はなく、外来で胸部X線検査をして症状を確認し、安静を指示され経過観察となるでしょう。中等度～高度の気胸の場合は、胸腔ドレナージが必要となります。

心臓弁膜症

心臓弁膜症は、心臓の4つの弁が正常に機能しなくなる病気で、その結果、全身に十分な酸素が送れなくなるため、呼吸困難が起こることがあります。特に、心臓弁膜症の進行に伴い、心不全の症状が現れ、肺に血液が溜まる「肺うっ血」も起こります。

心臓弁膜症の主な症状には、動悸、息切れ、呼吸困難、胸痛、極度の疲れやすさ、さらに進行するとめまいや失神などが挙げられます。これらの症状を、病気ではなく加齢によるものだと思う人が多く、受診が遅れるケースも多いです。

心臓弁膜症の治療は、症状や患者の状態により、薬で症状を緩和し経過観察を行う保存的治療、開胸手術で心臓の弁の修復や交換を行う外科的治療、カテーテルを用いて弁を植え込むカテーテル治療があります。

心臓弁膜症が進行し、心不全の症状が増悪すると、安静にしていても呼吸がしづらくなることがあります。また、全身のむくみや肝臓の腫脹なども見られます。これらの症状が現れた場合、緊急で受診が必要となります。

呼吸が苦しくなったときの対処法

呼吸困難が発生した場合、以下の対処法を試してみてください。これらを試してもよくならない場合、または呼吸困難が重度である場合は、直ちに医療機関を受診しましょう。

- 座った状態にする：座ることで身体の筋肉がリラックスし、呼吸筋の負荷が軽減されるため、立っているよりも座った状態のほうが呼吸が楽になることが多い
- 安静にする：無理に活動を続けると呼吸困難が悪化する可能性があるため、安静にすることで身体への酸素需要を減らし、呼吸困難を軽減する
- 水分をこまめにとる：口腔内が湿っている状態を保てるため、喉の乾燥を防ぎ、

せきや痰の排出を促進できる

・鼻づまりがある場合はティッシュや綿棒で鼻水を取り除く：鼻づまりは呼吸困難を引き起こす可能性があるため、鼻づまりがある場合は、ティッシュや綿棒で鼻水を取り除くことで、呼吸が楽になることがある

・煙や冷気などによる刺激を少なくする：煙や冷気が気道を刺激し、呼吸困難を引き起こす可能性があるため、これらの刺激を避けることで、呼吸困難の症状を軽減することができる

不整脈

心拍のリズムや速度が通常と異なる状態

心拍の特性によってタイプを分類

不整脈は、心拍のリズムや速度が通常と異なる状態を指します。具体的には、心拍が遅すぎる（1分間に50回以下）、速すぎる（1分間に100回以上）、または不規則である場合を指します。不整脈は、心拍の特性に基づいて大きく3つのタイプに分類されます。

● 徐脈性不整脈

心拍が遅すぎる状態を指します。具体的には、心拍が1分間に50回以下である場合です。心臓の電気的システムの問題、特定の薬物の副作用、または特定の医療状態の結果として発生する可能性があります。

心拍が遅くなると、身体の疲れやすさや息切れを感じることがあります。長時間脳への血流が止まってしまうため、意識を失う可能性がありますが、すぐに命にかかわることはまれです。

●頻脈性不整脈

心拍が速すぎる状態を指します。具体的には、心拍が1分間に100回以上である場合です。心臓の電気的システムの問題、ストレス、過剰なカフェインまたはアルコールの摂取、または特定の医療状態の結果として発生する可能性があります。普段は正しい脈を保っていて、突発的に不整脈が出現するタイプが多く見られます。

軽い不整脈は無症状かドキドキとした動悸を感じる程度ですが、最も重度の心室細動では、突然死に至る可能性もあり注意が必要です。命にかかわる不整脈が起きた人や、起こる可能性が高い人には、突然死予防のために植え込み型除細動器（ＩＣＤ）を植え込む場合もあります。

●期外収縮不整脈

心拍が不規則である状態を指します。期外収縮不整脈は、心拍が速すぎるか遅すぎるかのどちらかでなく、不規則に拍動する場合に発生します。心臓の電気的システムの問題、特定の薬物の副作用、または特定の医療状態の結果として発生する可能性がありま す。電気刺激が正常な場所以外から出ることで心拍が飛んだり乱れたりする不整脈で、心房性期外収縮や心室性期外収縮が該当します。

最も患者数が多く、健康な人でもアルコールの多飲や喫煙、過労などで生じることも少なくありません。よく見られる不整脈とはいえ、心疾患のある人の場合は心室がけいれんする心室細動の前兆になることもあり、その場合は突然死を招く恐れもあります。

脈は健康のバロメーター

健康診断で不整脈が指摘されることは珍しくありませんが、その大部分は治療を必要としないものです。

不整脈の一般的な形態は「期外収縮」で、これは正常な心拍の間に突然発生するものです。期外収縮は、「トン・ト・トン・トン・トン」のように脈が飛び、不規則なリズムになることを特徴とします。体感としては、「一瞬ドキンとする」や「胸が詰まる」などと表現されます。期外収縮は、若い人や心疾患のない人でも起こり得ます。実際に検査を行うと、多くの人が自覚せずに1日に数十〜数百回の期外収縮を経験していることが報告されています。

期外収縮は、自律神経の乱れが大きく関与しています。ストレス、過労、不規則な生活習慣、心臓以外の体調の変化などが誘因となり、心拍数の上昇を引き起こすと、不整脈が出現しやすくなります。

脈は、個々の健康状態を反映するバロメーターといえます。不整脈の症状がある場合や、自身の生活習慣に問題があると感じた場合は、まずは自身の生活を見直し、ストレス過多や過労に陥っていないかを振り返ることが重要です。

不整脈が関連する病気

続いて、不整脈が関連する疾患について説明します。これらの疾患は、重症化する可能性が高いため、注意が必要です。

洞不全症候群

洞不全症候群は、「洞結節」の異常により心筋を動かす電気信号が生成されなくなる疾患です。この電気信号の不足により、脈拍が遅くなるか、時折心臓が停止する状態になります。

一般的に、心臓が数秒以上停止するとめまいが生じたり、意識を失い倒れたりする可能性があります。洞不全症候群により心臓が停止してそのまま死亡することはほとんどありませんが、**意識を失った際にけがをしたり、交通事故に巻き込まれるリスクがあるため、注意が必要**です。

房室ブロック

房室ブロックは、心房と心室の間に存在する「房室結節」の機能低下により、心房から心室への電気信号の伝達が阻害され、脈拍が遅くなる状態を指します。この状態は重症度により1度、2度、3度に分類されます。

運動習慣のある人や若者では、1〜2度の房室ブロックが発生することがありますが、無症状であれば特に心配ありません。しかし、心筋梗塞や心筋症などの疾患に伴って2〜3度の房室ブロックが発生した場合、脈拍が極端に遅くなる、あるいは心臓が停止する可能性があり、注意が必要となります。

心房細動

心房細動は、心臓の「右心房」および「左心房」の心筋が高頻度かつ不規則に動く不整脈を指します。この状態では、心筋は1分間に60〜200回の頻度で不規則に興奮し、その結果、脈拍は不規則となります。これにより、動悸、息苦しさ、めまい、胸痛などの症状が現れることがありますが、約半数の患者は無症状であることが報告されています。

心房細動が存在すると、心臓の血流が悪化し、血栓が形成される可能性があります。この血栓が心臓から脳の血管へ移動し、血管を閉塞すると、脳梗塞が発生する可能性があります。これは生命にかかわる状況であり、早期の発見と治療が非常に重要となります。**血栓を溶かす薬は、脳梗塞の発症後早急に投与しなければ効果がないため、迅速な対応が求められます。**

発熱

普段よりも体温が高い

注意が必要な発熱は早めに受診する

　発熱とは、体温が正常な日内変動を逸脱して上昇することをいい、日本の感染症法では「37・5℃以上を発熱、高熱は38℃以上」と定義されています。しかし、**平熱が低い人の場合、明らかに普段より1℃以上体温が高い状態が続いていたり何かしらの随伴症状があったりする際は、37・5℃を超えていなくても受診を検討**しましょう。

　また、発熱に加え、以下に当てはまる症状がある場合は、重篤な疾患が隠れている可能性や、感染症などが重症化するリスクが高いです。夜間・救急外来も含め、できるだけ早く病院を受診しましょう。

- 高熱が続いている
- 意識が悪い（ぼーっとする、名前や生年月日がいえないなど）
- 普段より明らかに血圧が下がっている
- 呼吸がすごく苦しい
- 部位を問わず〝激痛〟がある
- 数時間の経過で立ち上がれなくなった
- 寒気を伴う我慢のできないガタガタとした震え（歯がガチガチする、布団をかぶっても止まらない震えなど）がある
- 数時間水分がとれていない（短期的には食事よりも水分摂取が重要）
- 抗がん剤や免疫抑制剤（ステロイドなど）を使用している
- 尿がまったく出なくなった

特に、**高齢者や免疫抑制剤を使用している人、慢性の呼吸器疾患や糖尿病といった合併症のある人、膀胱・尿道カテーテルやペースメーカーなどの人工物留置中の人、海外**

渡航歴のある人などは、病態が急変しやすい傾向にあり注意が必要です。

「寒いときには暖かく、暑いときには涼しく」が基本

発熱で体温が上昇しているときには、寒気や震えを感じます。その際は部屋を暖かくし、毛布などで身体を温めるようにしましょう。体温が上がって暑くなってきたら、掛け物を薄くしたり、部屋の温度を少し下げたりして、身体に熱がこもらないように調節します。また、汗をかいたら濡れたままにせず、こまめに着替えましょう。併せて、嘔吐していない場合は水分を少しずつとり、十分に水分補給するようにしましょう。

ぐったりしていて動きたくないときは、更なる体力の消耗を抑えるためにも入浴は控えたほうがよいでしょう。**熱が出て身体がだるく、動きたくなくなるのは「身体を休めてほしい」というサイン**です。無理をせず、できるだけ安静を心がけましょう。

また、解熱剤は、一時的に体温を下げる薬です。解熱剤で熱を下げることにより、身体が楽になったり食欲が回復したりと利点がある反面、無理矢理熱を下げることにより免疫力を弱め、病原体は活発になるといった欠点もあり、使い過ぎないように注意が必要です。**水分をとれるくらいの元気があれば解熱剤を使用する必要はない**と考えます。

逆に水分もとりにくいようであれば解熱剤を用い、熱が下がって多少楽になったら水分を十分補給するようにしましょう。

数字よりも本人の具合を確認しよう

体温が38℃以上あれば、何かしらの病気があると考えなくてはなりません。ただし、**体温の値だけではなく、本人の具合を診ることも大切**です。体温が40℃あるから重症というわけではないし、38℃だから安心ということもありません。水分がとれない、意識がおかしい、吐いてばかりいるといった場合は、早めに病院を受診しましょう。

発熱があっても具合がよければ自宅で様子を見ていても構いません。しかし、発熱が3～4日続くようなら、元気でも近医を受診してください。ただの風邪かどうかを確認してもらう必要があります。

そして、発熱と区別して捉えないといけないのが「**高体温**」です。体温中枢で調節された体温上昇が発熱であるのに対し、気温の過度な上昇や服の着過ぎ、布団の掛け過ぎ、過剰な暖房、脱水などにより、体温中枢とはかかわりなく体温が上昇してしまう状態を高体温症といい、重症化すると熱射病を発症します。

貧血

ふらつきや息切れ、疲労感がある

貧血の分類を把握しよう

血液は身体のなかを巡る重要な体液です。全身に酸素や栄養分、ホルモンなどを届ける役割があり、骨髄でつくられます。また、骨髄に血液をつくらせる「造血ホルモン」は腎臓でつくられます。

「貧血」とは、血液中の赤血球に含まれるヘモグロビンという物質が少なくなった状態です。ヘモグロビンは血流に乗って酸素を身体のすみずみまで運ぶ働きをしていますが、ヘモグロビンが減少すると身体の組織に十分な酸素が行き渡らず、さまざまな不調が現れるようになります。出血性であればわかりやすいのですが、目に見えない場合もあり、また重大な病気が隠れていることもあります。つらい貧血が長引く場合は医師に相談するようにしてください。

貧血の成因は、**赤血球の生産低下**、**赤血球の破壊亢進**、**失血**の3種類に分かれます。その上で、赤血球恒数（赤血球1個の平均的な大きさや、そのなかに含まれるヘモグロビンの量や濃度を調べる検査）によって、発症の頻度が高い順に「小球性貧血（127ページ参照）」「大球性貧血（131ページ参照）」「正球性貧血（129ページ参照）」の3つに分類されます。医師から貧血と診断された場合、まずは赤血球の大きさ（MCV）の値を確認し、どの分類にあたるかを把握しておくことが大切です。

小球性貧血による主な病気

小球性貧血は赤血球が正常よりも小さく、ヘモグロビンの材料が足りないために起こります。主な病気は以下の通りです。

鉄欠乏性貧血

ヘモグロビンを構成する鉄が不足して起こる貧血です。日本では頻度の高い貧血で、成人女性の約25％が発症しているといわれています。鉄不足の原因には、偏食や胃腸切除などによる吸収低下、月経などの性器出血や消化管出血による排泄増加、成長期や妊娠・授乳に伴う需要増加が挙げられます。鉄欠乏状態が進行すると、全身の倦怠感やめまい、耳鳴り、動悸、息切れなどの自覚症状、眼瞼結膜や顔面の蒼白などが現れます。

予防には、**食事から鉄など必要な栄養素をしっかりとる**ことが重要です。「無理なダイエットをしていないか」「朝食を抜いていないか」など普段の食生活を見直しましょう。女性の場合は月経や妊娠などで多くの鉄を必要とします。

サラセミア

ヘモグロビンの合成障害を特徴とする遺伝性疾患のひとつです。重症度によって症状は異なりますが、貧血症状とともに黄疸や脾腫（腹部の膨満感や不快感として現れる）、胆石なども見られることがあります。診断には血液検査を行いますが、出生前の遺伝子検査で発見される場合もあります。

無トランスフェリン血症

血液中で鉄の輸送を行うトランスフェリンというたんぱく質の一種が欠乏することにより、骨髄に鉄を供給することができず、ヘモグロビンの生産が低下する疾患です。また、同時に利用されなかった鉄が全身の臓器に沈着することで、組織を傷つけたり、肝障害・心不全といった臓器機能不全を引き起こしたりするヘモクロマトーシスという疾患をきたすこともあります。

主な症状は、高度の貧血による顔色不良と疲れやすさで、抵抗力が低下し、感染しやすい状態になることも特徴です。貧血は乳幼児より見られることが多く、早期に発症すると発育障害をきたします。不足するトランスフェリンを補うことによって病態をコントロールすることができるため補充療法が行われます。

正球性貧血による主な病気

赤血球の大きさは正常で、出血や溶血、造血機能の異常などの要因で起こる貧血のことを指します。主な病気は以下の通りです。特に、**貧血に伴う症状が比較的短期間に進行する場合には、まず出血性貧血か溶血性貧血を疑います。**

出血性貧血

出血による貧血です。

溶血性貧血

血管のなかを流れる赤血球が破壊される（溶血）ことにより起こる貧血です。主な症状は息切れやふらつきのほか、眼球が黄色くなる（黄疸）、胆石、褐色尿などの症状が出現します。

骨髄異形成症候群

赤血球、白血球、血小板などの血液細胞のもとになる造血幹細胞に異常が起き、正常な血液細胞がつくられなくなる病気です。

息切れや動悸、血小板が少なくなって皮膚に細かい点状の皮下出血が現れる、鼻血が出る、歯ぐきから出血するなどが主な症状で、倦怠感や発熱などの症状が現れることもあります。一方で症状がほとんどない場合もあり、健康診断などの血液検査結果の異常をきっかけに病気がわかるという人もいます。

甲状腺機能低下症に合併する貧血

甲状腺機能低下症では10～40％に貧血が認められます。甲状腺機能低下症によって代謝が低下し、末梢の組織での酸素需要が低下することで骨髄での赤血球の生産が減少することが主な原因とされています。また、数は少ないですが、甲状腺機能亢進症でも軽度の貧血となることがあります。

大球性貧血による主な病気

大球性貧血は、赤血球が正常より大きく、赤血球細胞をつくる過程で必要な物質が足りないために起こります。主な病気は以下の通りです。

ビタミンB12欠乏症

ビタミンB12は、葉酸とともに、赤血球の形成と成熟、及び細胞の遺伝物質であるＤＮＡの合成や、正常な神経機能に必要な栄養素です。ほかの大半のビタミンと違い、ビタミンB12は肝臓に蓄えられています。

欠乏した際は、蒼白、筋力低下、疲労が生じ、場合によっては息切れやめまいなどが起こります。重度の場合は神経の損傷が起きることがあり、手足のチクチク感や感覚消失、筋力低下、反射消失、歩行困難、錯乱、認知症が起こります。症状が現れた際の対策としては、**高用量のビタミンB12のサプリメントを摂取すると、貧血による症状は消失する**傾向があります。

巨赤芽球性貧血

ビタミンB12もしくは葉酸が不足することで生じる貧血です。これらのビタミンは赤血球の細胞骨格を維持するのに必要な物質で、欠乏すると体内で新たに血液をつくることができなくなります。動悸や息切れといった貧血の症状が現れ、その他に萎縮性胃炎やハンター舌炎（味覚障害や舌の痛みを伴う炎症）など消化器系に異常をきたします。

検査して血液中のビタミンB12や葉酸の値が低いとこの巨赤芽球性貧血と診断されますが、白血球や血小板といったほかの血液細胞の産生にも影響するので、すべての血球数が減少する「汎血球減少症」を引き起こす可能性があります。胃炎によってビタミンB12の吸収に必要な内因子という物質の分泌が障害され、ビタミンB12が吸収できなくなることで生じる場合もあり、これを悪性貧血といいます。悪性貧血では内視鏡検査で萎縮性胃炎が確認され、**胃がんのリスク因子になる**場合もあります。

めまい

身体のバランスを保てずふらつく

3割の人がめまいを経験する

めまいとは、身体のバランスを保てなくなる状態のことを指し、一生のうちに経験する人は3割にのぼるといわれています。若い人や高齢者でも起こりますが、一般的には40〜60歳に多いといわれています。耳の異常による「末梢性前庭神経症状」、脳の異常による「中枢性前庭神経症状」、心の不調による「精神疾患」、全身状態の異常による「非前庭神経症状／非精神疾患」といった4つに大別されます。

末梢性前庭神経症状：良性発作性頭位めまい症（BPPV）

起き上がろうとするときなど頭の動きを伴う動作によってめまいが起こる病気です。通常、めまいは数十秒間以内に消失し、吐き気や嘔吐を伴うこともありますが、聞こえが悪くなったり、意識や言葉、運動の障害が生じることはありません。耳の奥にある内耳についている耳石が剥がれて、頭や身体のバランスを保つ三半規管に入り込むことでめまいが生じます。めまい症状全体のなかで最も多く、約4割がＢＰＰＶによるものと診断されます。

末梢性前庭神経症状：迷路炎

細菌やウイルス感染により迷路に炎症が生じ、難聴やめまいを引き起こします。めまい・平衡障害は通常は改善しますが、難聴は回復しないこともあります。

末梢性前庭神経症状：メニエール病

めまいと吐き気の発作が繰り返し起こる病気です。一般的には耳鳴りや難聴を伴い、発作は数分で治まることもあれば、数時間続くこともあります。30～50代に多く、**高齢者にあまり見られない**のも特徴です。

中枢性前庭神経症状：脳血管疾患

脳梗塞や脳出血など、脳卒中症状により突如発生します。脳卒中症状によるめまいは脳中心部の「脳幹」「小脳」で出血や血管の閉塞などが起こることで発症するため、めまいと同時に言語障害・身体麻痺などの症状が併せて確認されることがあります。

精神疾患：心因性めまい

耳や脳などに特に異常はなく、うつ状態や不安など、心の不調が原因となりめまいが発現することもあります。検査を受けても特に異常が見つからない、治療を受けているのになかなかよくならないといった場合、心因性めまいの可能性があります。**めまいが起こって耳鼻科を受診した人の5～30％が心因性めまい**と診断されています。

精神疾患：過換気症候群（過呼吸）

過呼吸になると、血液中の二酸化炭素濃度が低下し体内がアルカリ性に傾き、血管の収縮やカルシウム濃度の低下などが起こります。その結果、めまいやしびれなどさまざまな症状につながります。若い女性によく見られますが、男性や高齢者にも起きる症状です。一般的には、長くとも数時間程度で症状が改善・消失します。

非前庭神経症状／非精神疾患：前失神

失神しそう、倒れそうな感覚のことで、立ちくらみや目の前が真っ暗になる、血の気が引くなどと表現されることが多いです。糖尿病や心臓の病気、薬剤の副作用などによる何らかの原因で血圧・血糖値の低下、脱水症状などが起こってめまいが現れると考えられます。**実際に失神に至った場合は受け身を取れずに倒れるため、重篤な頭部外傷をきたす**恐れがあります。

めまいが生じた際のチェックポイント

めまいが起きた際にまず判断しなければならないのが、危険なめまいかそうでないか――すなわち脳に起因する中枢性のめまいかそれ以外のめまいかの区別です。次のような症状がめまいに伴って現れた場合、中枢系による可能性があるため、速やかに医療機関を受診してください。救急車を呼んでも構いません。

・急にしゃべりにくくなり、言葉がもつれるようになった
・片側の手足に力が入りにくくなり、よろけてころびそうになった
・一時的に、意識がなくなった

第2章 精神疾患解説

心身の不調の関係性

精神疾患と身体の不調

精神疾患にかかる人は多い

精神疾患（メンタル疾患）とは、気分の落ち込みや幻覚・妄想など、心身にさまざまな影響が出る疾患のことを指します。脳内の神経伝達物質の乱れによって起こるといわれており、うつ病や双極性障害（躁うつ病）、統合失調症などがよく知られているでしょう。**生涯を通して約5人に1人の割合で精神疾患にかかる**ともいわれているほど、メンタルの不調はとても身近なものなのです。

精神面へのストレスが身体に出ることもある

　ストレスを生じさせる外界からの刺激（ストレス要因）に対して起こるさまざまな反応を「ストレス反応」と呼びます。ストレス反応には心に現れるものや行動に現れるもの、そして身体に現れるものがあり、身体に現れる身体的なストレス反応は、頭痛、めまい、便秘、下痢、不眠など、多岐にわたります。例えば、「大事なプレゼンの前、緊張してお腹が痛くなった」といった体験をしたことがある人もいるでしょう。この腹痛もストレス反応の一種です。

　そして、**うつ病などの精神疾患の初期段階では、頭痛や倦怠感、食欲減退、眠れないといった身体的な症状が発生しやすい**といわれています。うつ病患者の実態調査の結果として、約65％が初診の段階で内科を受診していたという報告もされており、多くの人が身体の症状から感じているといえるでしょう。内科で、胃カメラや採血といったさまざまな検査をしても原因がわからず、最終的には精神疾患と診断されるというケースは多いです。

　身体症状は精神疾患のサインかもしれません。頭痛や腹痛が現れた際に内科で検査をしても原因がわからない場合、メンタル面の不調を疑うことも大切でしょう。

薬の活用と精神面へのアプローチ

精神疾患の治療方法

2つの方法を併用して治療を行う

精神疾患の治療では主に「薬物療法」と「精神療法」を併せて行います。

●薬物療法

脳内の神経伝達物質のバランスを調整し、症状の緩和や機能の改善を目指します。主な薬物療法として、抗精神病薬、抗うつ薬、抗不安薬、気分安定薬、睡眠薬などがあります。

●精神療法（心理療法）

患者の自己理解や対人関係、物事の捉え方などへアプローチしていく治療法のことで、精神科医、臨床心理士などの専門家によって行われます。「カウンセリング」、「認知行動療法」、「集団精神療法」も精神療法の一種です。

認知行動療法は、ものの受け取り方（認知）や考え方に働きかけて、問題に対処したり解決したりできるようにする精神療法の一種です。**認知がゆがむことにより、何か出来事が起こったときに感じるストレスも多くなる**ため、自分の認知のくせに気づいてバランスを整えることで、ストレスの軽減を目指します。

集団精神療法は、共通する悩みを抱える人同士で集まり、各自が抱える問題などを話し合うことで、自分の心の問題に対する理解が深まり、新しい対処法や対人関係のあり方を身につけることにより、病状の改善をはかる治療法です。集団のなかで自分が話すことで集団に受け入れてもらえる体験や、他者の話を聞くことを通して自分のことを客観視する効果を得ることができます。また、**同じような悩みを共有することにより、共感を得られる**ことも集団精神療法の効果のひとつです。

疾患の種類

主な精神疾患

精神に関する疾患は多く存在する

精神疾患にはさまざまな種類がありますが、ここでは主なものを紹介します。

統合失調症

考えや気持ちがまとまらなくなる状態が続く病気で、幻覚や妄想、思考が混乱し、考え方に一貫性がなくなるといった思考障害、感情表現の減少、意欲や認知機能の低下などの症状が起こります。

うつ病

気分が落ち込んだり不安になったりする、寝つきが悪い、眠れない、食欲がない、意欲が湧かない、集中力が落ちる、仕事の効率が悪くなる、ひどい場合は死にたい気持ちが高まったり、自傷行為に及んだりすることもあります。一日中気分が落ち込んでいる、何をしても楽しめないといった精神症状とともに、眠れない、食欲がない、疲れやすいなどの身体症状が現れ、日常生活に大きな支障が生じている場合、うつ病の可能性があります。

双極性障害（躁うつ病）

躁状態のときとうつ状態のときが交互に出現します。それぞれの期間は、数週間のこともあれば数年続くこともあります。抑うつ状態と激しい躁状態を繰り返すⅠ型と、抑うつ状態と軽い躁状態を繰り返すⅡ型に分けられ、頻度として多いのはⅡ型です。

不安障害

精神疾患のなかで不安を主症状とする疾患群の総称で、「**パニック障害**」**が代表的**です。ほかに、特定の場所や状況や環境において不安が生じる「恐怖症」、漠然とした持続した不安に苛まれる「全般性不安障害」などがあります。また、ストレス体験によって多様な精神症状を呈する疾患群は「ストレス関連障害」と呼ばれ、ストレス体験をしてから症状が出るまでの時間と症状の持続期間、ストレスの性質によって「急性ストレス障害」、「外傷後ストレス障害（ＰＴＳＤ）」、「適応障害」に分類されます。

摂食障害

食事の量や食べ方など、食事に関連した行動の異常が続き、体重や体型の捉え方などを中心に、心と身体の両方に影響が及ぶ病気の総称です。症状の内容によって細かく分類され、代表的な病気に神経性やせ症、神経性過食症、過食性障害があります。

認知症

一度正常に達した認知機能が後天的な脳の障害によって持続的に低下し、日常生活や社会生活に支障をきたすようになった状態です。新しいことが記憶できない、これまでの人生の事柄を思い出せないなどの「認知障害」や、幻聴や幻視などの「行動精神症状」、手が震える、寝たきりになるなどの「神経症状」といった症状が現れます。

発達障害

発達障害は、脳の機能的な問題が関係して生じる疾患で、日常生活、社会生活、学業、職業上における困難さが発達期にみられる状態を指します。知的障害（知的能力障害）、コミュニケーション障害、自閉スペクトラム症、ＡＤＨＤ（注意欠如・多動症）、学習障害、発達性協調運動障害、チック症などに分類されます。一般的には、乳幼児から幼児期にかけて特徴的な症状が現れますが、小児期に症状が目立たず、学齢期や思春期あるいは成人してから、学校や職場で問題が顕在化することもあります。

パーソナリティ障害

思考、知覚、反応、対人関係のパターンの特性が顕著で、融通がきかず、不適応であるために、仕事や学業、人付き合いに問題が生じる障害です。パーソナリティ障害は複数の分類があり、自己像と他者やストレスに対する反応のパターンにそれぞれ特徴的な問題が見られます。

疾患の対策

メンタルに関する4つのケア

個人や職場で取り組めることから始めよう

事業場におけるメンタルヘルス対策は、４つのケアに分類されます。この４つのケアが事業場のなかでひとつのシステムとして機能することが効果的です。特に①は個々の従業員が取り組めることでもあるため、ぜひ活用してください。

①セルフケア

まずはストレスやメンタルヘルスを正しく理解して、ストレスに気づく、ストレスに対処することが大切です。ストレスへの対処方法は人それぞれですが、例として次のような方法があります。

- リラクセーション（呼吸法やヨガなど）やストレッチ、適度な運動の実施
- 快適な睡眠の確保
- 親しい人たちとの交流
- 仕事から離れた趣味
- 相談窓口などへの相談

ストレス要因はさまざまな場所に潜んでおり、働く上でストレスはつきもの。そのため、**ストレスとの上手なつき合い方を知っておく**とよいでしょう。

●②ラインによるケア

部長や課長といった管理監督者には、使用者である事業主から、労働者である従業員に対して、指揮・命令を行うための権限が委譲されています。そのため、部下である従業員の健康に配慮する役割も求められています。病気が隠れていることもあるため、

〝いつもと違う〟様子の部下に早く気づくことが大切です。

管理監督者が部下の話を聞き産業医のところに行かせる、あるいは管理監督者自身が産業医のところに相談に行くしくみをつくっておくことが望まれます。

●③事業場内産業保健スタッフなどによるケア

産業医、衛生管理者、保健師などの事業場内産業保健スタッフは、働く人々及び管理監督者に対する支援のほか、職場のメンタルヘルスケアの実施に関して中心的な役割をになういます。専門的知識をもつ産業保健スタッフと連携し、効果的なセルフケアやラインケアが実施できるよう健康管理体制を整備していくことが重要です。

●④事業場外資源によるケア

事業場が抱える問題や求めるサービスに応じて、事業場外の医療機関や地域保健機関、従業員支援プログラム（ＥＡＰ）機関など、メンタルヘルスケアに関して専門的な知識を有する各種の事業場外資源を活用しましょう。**労働者が相談内容などを事業場に知られることを望まないような場合にも、事業場外資源の活用が効果的**です。

第3章

項目別 健康診断にかかわる疾患解説

BMIを調べる

身体測定

肥満や低体重は病気の原因になる

身体測定では、**身長、体重、体格指数BMI**（Body Mass Index）を計測します。「BMI（kg／㎡）＝体重（kg）÷身長（m）÷身長（m）」で求めることができ、この値から、肥満症や低体重（やせ症）に該当するかがわかります。基準値は左ページの図の通りで**18・5から24・9が標準で、それを下回ると低体重、上回ると肥満**です。

BMIが標準値の範囲内の場合、病気になりにくい状態であるといわれています。一方でBMIが標準でない場合、つまり肥満や低体重の場合、生活習慣病や栄養不良による健康障害が発生するリスクが高くなるとされています。肥満や低体重で見られる健康

BMIの基準値

低体重	標準	肥満度Ⅰ	肥満度Ⅱ	肥満度Ⅲ	肥満度Ⅳ
18.4以下	18.5〜24.9	25.0〜29.9	30.0〜34.9	35.0〜39.9	40.0以上

肥満は４段階に分けられている

出所：日本肥満学会

障害について、代表的なものを紹介します。

高血圧

心臓は身体に血液を行き渡らせるために、強い圧力で血液を送り出しています。

肥満の人は過食に伴う塩分のとりすぎから、体内のナトリウムが過剰になっていると考えられます。また、肥満になると脂肪細胞が分泌するアディポサイトカインという物質の分泌異常が起き、インスリンの働きが弱くなります。すると、それを補うためにインスリンが大量に分泌される「高インスリン血症」という状態になります。

過剰に分泌されたインスリンは腎尿細管でのナトリウムの再吸収を亢進させるため、さらに血液中のナトリウムが増加します。すると、その**血液中のナトリウ**

ムを薄めようとして血管内に水分が集められて、全体の血液量が増えることで、血圧が上昇します。

また、肥満の人は過食や過剰に分泌されたインスリンで交感神経系が刺激され、血中にカテコールアミンという神経伝達物質が放出されます。カテコールアミンには末梢血管を収縮させる働きがあり、これによって血圧が上昇します。加えて、脂肪細胞から分泌される物質にも血管を収縮する働きがあり、肥満は血圧上昇へとつながります。

糖尿病

ブドウ糖を細胞内に取り込むインスリンの分泌が不十分だったり、その働きが悪かったりするために、**血液中の糖が増える病気**です。

肥満になると糖分を代謝処理するホルモン「インスリン」の働きが悪くなり、糖尿病を併発しやすくなります。

脂質異常症

身体のなかで脂質がうまく処理されなくなったり、食事からとる脂質が多すぎたりして、血中脂質が基準値から外れる病気です。脂質異常症には、高中性脂肪血症（中性脂肪が多いタイプ）、高LDLコレステロール血症（LDLコレステロールが多いタイプ）、低HDLコレステロール血症（HDLコレステロールが少ないタイプ）の3つのタイプがあります。**お腹のなかに脂肪が溜まる「内臓脂肪型肥満」の人は特に、LDLコレステロールや中性脂肪が多くなり、HDLコレステロールが少なくなりやすい**傾向にあります。

食事でとった糖質や脂質は、身体を動かすためのエネルギーとして使われますが、余分にとり過ぎた糖質や脂質は肝臓で中性脂肪につくりかえられ、内臓脂肪や皮下脂肪として蓄えられます。これが過剰に肝臓に蓄積した場合、脂肪肝という病気になります。さらに、血管壁に蓄積して動脈硬化を引き起こします。

高尿酸血症

血液中の尿酸が増えすぎた状態で、肥満の合併症としても起こることが多い病気です。肥満の人が高尿酸血症になる要因として、過食が挙げられます。尿酸はプリン体という物質が体内で分解される過程でつくられます。プリン体はほぼすべての食品に含まれるため、過食はプリン体を体内に多くとり入れることにつながり、結果として尿酸の過剰な生産を招きます。

また、肥満の人は「高インスリン血症」になっています（153ページ参照）。インスリンには、血糖値を一定に保つ一方で、尿酸の排泄を抑制する働きもあり、インスリンが大量に分泌されることにより尿酸が排泄されにくくなり、高尿酸血症を招きます。

なお、尿酸が関節に溜まると痛風（43ページ参照）の発作が起きるようになります。

骨粗しょう症

骨密度が減る、または骨の質が低下することで骨がもろくなり、骨折しやすくなる病気です。低体重は骨をつくるために必要な栄養が不足してしまうことや、骨への負荷が少なくなることで、骨粗しょう症のリスクが高くなるとされています。また、骨粗しょう症によって骨折を起こすと、寝たきりや認知症につながることがあります。

尿検査・検便

尿や便に含まれる成分を調べる

病気の兆候が尿に現れることがある

尿中のたんぱく質や糖などの量を調べる尿検査では、さまざまな病気やその兆候を知ることができます。尿検査で調べる項目には、以下のようなものがあります。

●尿たんぱく

尿にたんぱく質が混じっていないかを調べます。**慢性腎臓病、腎炎、尿路感染症など腎臓や尿路などの病気発見の手がかり**になります。ただし、高熱や一過性の過労などでも陽性となる場合があります。

尿中の成分の基準値

	基準値	注意	異常
たんぱく質	陰性(−)	(+)(±)	(2+以上)
潜血	陰性(−)	(±)	(+)
糖	陰性(−)	(+)(±)	(2+以上)

●尿潜血

尿に血液が混じっていないかを調べます。**膀胱炎、腎臓や尿管の結石など尿の通り道に異常があると尿のなかにわずかに赤血球が混じる**ことがあり、それによって陽性となります。前立腺炎や泌尿器系の悪性腫瘍などでも陽性となることもあります。

●尿糖

尿のなかのブドウ糖の量を調べます。血液中の糖濃度がおよそ160〜180㎎／dℓを超えると、再吸収しきれなくなった糖が尿中に漏れ出します。**糖尿病、甲状腺機能亢進症や腎性糖尿などで陽性**となります。

ただし尿糖が陽性でも糖尿病とは限らず、血糖値などによって判定する必要があります。

●尿沈渣

尿の沈殿物を見る検査で、「赤血球」「白血球」「上皮細胞」「円柱」などの成分が増加していないかを調べます。**腎臓や尿路に関するさまざまな病気の診断**が主な目的ですが、泌尿器以外の疾患が影響することもあります。

●比重

蒸留水に対する尿の比重を調べます。尿のなかにはさまざまな物質が含まれていますが、尿比重が高い場合は糖尿病や脱水症などが疑われます。一方、尿比重が低い場合は腎不全や尿崩症《にょうほうしょう》といった尿を濃縮する機能の低下が疑われます。

血が混じった便には注意が必要

検便では、便に血液が混じっているかどうかを調べることで、**大腸がんの早期発見や、ほかの原因による消化管出血の有無**を見ます。

検査で陽性の場合、つまり便に血液が混じっている場合には、消化管の出血性の病気、大腸ポリープ、大腸がんなどが疑われ、大腸の検査が必要です。

血液検査

血液からさまざまな異常を調べる

貧血や内臓の異常を調べるのが基本

血液を採取し、さまざまな異常を調べます。主に**貧血、肝臓の異常、腎臓の異常、脂質異常症、糖尿病**などの病気がわかります。

●肝臓系検査：総たんぱく（TP）

血液中の総たんぱくの量を調べます。たんぱく質は身体の働きに重要な役割を果たし、数値が低いと栄養障害、ネフローゼ症候群、がんなど、高いと多発性骨髄腫、慢性炎症、脱水などが疑われます。

血液中の成分の基準値①

	基準範囲	注意	異常
たんぱく質（g／dℓ）	6.5〜7.9	6.2〜6.4／8.0〜8.3	6.1以下／8.4以上
γ-GTP（U／ℓ）	50以下	51〜100	101以上
尿酸（mg／dℓ）	2.1〜7.0	2.0以下／7.1〜8.9	9.1以上

●肝臓系検査：γ-GTP

肝臓や胆道系に異常があると、血液中のγ－GTP数値が上昇します。数値が高いとアルコール性肝障害、慢性肝炎、胆汁うっ滞、薬剤性肝障害が疑われます。

●腎臓系検査：尿酸（UA）

尿酸は身体の細胞の核にあるプリン体が分解されてできる物質で、この検査では尿酸の産生・排泄のバランスがとれているかを調べます。血中の尿酸濃度が高くなると結晶化し、結晶が関節に沈着すると痛風を、腎臓に沈着すると腎障害を起こします。

また、慢性的に尿酸値が高いと尿路結石がつくられやすくなったり、動脈硬化を引き起こしたりする危険性もあります。

●脂質系検査：LDLコレステロール

悪玉コレステロールと呼ばれるもので、これが多すぎると動脈硬化を進行させて心筋梗塞や脳梗塞を起こす危険性を高めます。栄養のとりすぎに注意し、適正体重を保つように努めましょう。**高値が続く場合は内科を受診することをおすすめ**します。

●脂質系検査：中性脂肪（TG）（トリグリセリド）

高カロリー食やアルコールの過飲などで過剰にとられたエネルギーは中性脂肪として貯蔵され、さらに増加すると皮下脂肪や肝臓に蓄えられます。この数値が高いと動脈硬化を進行させ、低いと肝硬変、低栄養などが疑われます。

●糖代謝系検査：血糖値（FPG）

糖とは血液中のブドウ糖のことで、エネルギー源として全身に利用されます。空腹時血糖値をFPGといい、ブドウ糖がエネルギー源として適切に利用されているかを調べます。数値が高い場合は、糖尿病、膵臓がん、ホルモン異常などが疑われます。

血液中の成分の基準値②

	基準範囲	注意	異常
LDLコレステロール（mg／dℓ）	60〜119	59以下／120〜179	180以上
中性脂肪（mg／dℓ）	30〜149	29以下／150〜499	500以上
血糖値（mg／dℓ）	99以下	100〜125	126以上
血色素（男性）（g／dℓ）	13.1〜16.3	12.1〜13.0／16.4〜18.0	12.0以下／18.1以上
血色素（女性）（g／dℓ）	12.1〜14.5	11.1〜12.0／14.6〜16.0	11.0以下／16.1以上
白血球	3.1〜8.4	8.5〜9.9	10.0以上

●血球系検査：血色素（Hb）（ヘモグロビン）

赤血球に含まれる、酸素などを運ぶ成分です。低下すると貧血を起こします。消化管からの出血、月経、鉄分の不足や血液疾患などが原因になることがあります。

●血球系検査：白血球（WBC）

白血球は生体を細菌やウイルスから守る免疫に役立つ細胞です。数値が高い場合は細菌感染症や炎症、腫瘍の存在が疑われます。また、喫煙やストレスなどでも高値を示します。少ない場合はウイルス感染症、薬物アレルギー、再生不良性貧血などが疑われます。

血管にかかる負荷を調べる

血圧測定

血圧が高い人が動脈硬化を起こしやすい

血圧とは、心臓から送り出される血液が血管を流れていくときに血管の壁を押す圧力のことです。上の血圧（収縮期血圧）と下の血圧（拡張期血圧）があります。

上の血圧は、心臓が収縮して血液を押し出すときの血圧で、血管に最も強い圧力がかかっているときの値です。一方、**下の血圧は心臓が拡張して血液の流れが緩やかになっているときの血圧で、圧力が最も弱いときの値**です。

なお、血圧は、前日の寝不足や測定時の緊張により、値が上昇する場合があります。

検査にかかわる疾患には次のものがあります。

血圧の基準値

	基準範囲	注意	異常
収縮期血圧(mmHg)	129以下	130〜159	160以上
拡張期血圧(mmHg)	84以下	85〜99	100以上

高血圧

安静状態での血圧が慢性的に正常値よりも高い状態です。高血圧になると常に血管に負担がかかるため、血管の内壁が傷ついたり、柔軟性がなくなって動脈硬化を起こしやすくなったりします。

低血圧

血圧が低い状態のことをいいます。治療の基準はなく、めまいやふらつき、倦怠感など症状がある場合に治療の対象となります。

肺の機能を見る

呼吸機能検査

呼吸器系の障害が見つかることがある

呼吸機能検査は、大きく息を吸ったり吐いたりすることで、肺の機能を評価するものです。

検査では、まず**息をいっぱいに吸い込み、それを一気に吐き出した空気の総量である「努力性肺活量」**を測ります。それに**年齢、性別、身長などの条件を加味した予測肺活量との比率**（**「%肺活量」**）**で受診者の数値を算出**します。また、努力性肺活量のうち最初の1秒間で吐き出された空気の量は「1秒量」といい、努力性肺活量に対する1秒量の割合を「1秒率」といいます。

〝%肺活量が80%以上かつ1秒率が70%以上〟であれば正常ですが、%肺活量か1秒率の数値がこの基準を下回る場合は、気管支や肺などの呼吸器系の障害が疑われます。検査にかかわる疾患には次のものがあります。

慢性閉塞性肺疾患(COPD)

従来、慢性気管支炎や肺気腫と呼ばれてきた病気の総称です。たばこ煙を主とする有害物質を長期に吸入することで肺のなかの気管支に炎症が起きて、せきや痰が出たり、気管支が細くなることによって空気の流れが低下します。**歩行時や階段昇降などの身体を動かしたときに息切れを感じる労作時呼吸困難や、慢性のせきや痰**が特徴的な症状です。長期の喫煙歴があり慢性的にせき、痰、労作時呼吸困難があればCOPDが疑われます。確定診断にはスパイロメトリーといわれる呼吸機能検査が必要です。

気管支拡張症

先天的な問題や繰り返す感染などで気管支壁が弱くなることが原因で、気管支が広がってもとに戻らなくなる病気です。気管支の広がった部分には分泌物が溜まりやすく、細菌やカビが増殖しやすいため、せきや痰、喀血、肺炎を起こしやすいなどの症状が見られます。

気管支喘息

気管支がアレルギーなどによる炎症によって過敏になる病気で、何らかの刺激で気道が狭くなり、喘鳴やせきなどが出て呼吸が苦しくなる発作を繰り返します。

間質性肺炎

肺の間質に炎症が起こる病気で、肺胞のやわらかい壁の構造が壊され、壁が厚く硬くなるため、酸素を取り込みにくくなる病気です。原因不明のもの（特発性）と、膠原病、喫煙、薬剤など原因が明らかなものがありますが、原因によって経過や予後、治療法が大きく異なります。初期には無症状のことが多く、病状がある程度進行してくると動いたときの息切れや痰を伴わないせきが見られるようになり、風邪などをきっかけとして急激に病状が悪化し、死に至ることもあります。

心臓の活動をグラフで見る

心電図検査

危険な病気が見つかる可能性がある

心電図検査とは、心臓の電気刺激を増幅して記録する検査法です。心臓の電気的な活動の様子をグラフの形に記録することで、不整脈があるか、心筋の血液循環が不良（狭心症）になっていないか、心筋が壊死（心筋梗塞）していないか、などを見ることができます。

心電図検査からわかる疾患には次のものが挙げられますが、なかでも完全房室ブロックなどは危険な状態であり、命にもかかわるものです。速やかに医療機関を受診してください。

異常Q波

心電図波形は、上向きのR波と下向きのQ波、S波で成り立っています。そのうちQ波が著しく大きくなる場合を異常Q波といい、これは心筋梗塞や心筋症など強い心筋障害によって見られることがあります。

完全房室ブロック

心房～心室間の電気の流れが完全に途絶えている状態です。まれに無症状の場合もありますが、**失神や突然死の原因となり非常に危険な状態**です。早急に医療機関を受診し十分な精密検査を受けてください。緊急ペースメーカーなどの治療が必要となる場合があります。

心房細動

心房と呼ばれる心臓内の部屋が小刻みに震えてけいれんし、うまく働かなくなってしまう病気です。動悸、めまい、脱力感、胸の不快感、息苦しさといった症状が出ることがありますが、その一方で自覚症状のないケースも多く、健診で心電図検査を受けた際に偶然見つかることもあります。

自覚症状がない場合でも、心房細動が原因で脳梗塞などを発症することがあるので、早めに治療を受けることが大切です。

期外収縮

通常、心臓は一定のリズムで拍動を繰り返していますが、正常な拍動の間にときどき不規則な拍動が現れる、いわゆる「脈がとぶ」といった不整脈のことを期外収縮といいます。主な症状としては、動悸、胸がつまるなどがあります。

期外収縮は健康な成人でも多くの人に生じる不整脈で、命にかかわることはほとんどないため、治療を行わないことが多いです。ですが、なかには心筋梗塞、心筋症、心不全、心臓弁膜症などの心臓の病気が関連している場合もあるので、医療機関を受診してほかの心臓の病気がないかを診てもらうことをおすすめします。

洞不全症候群

心臓の収縮の命令を出している洞結節という部分に異常が生じ、命令を出す回数が極端に少なくなったり、命令が出なくなってしまった状態のことをいいます。洞不全症候群になると、脈拍が極端に遅くなったり、心臓の収縮に極端に間隔が開いてしまうため、息切れ・疲労感といった症状や、失神・めまいなどが生じ、失神によって事故を起こすこともしばしば見られます。失神やめまいなどの症状が出現した場合などはペースメーカーの植え込み手術が必要となります。

心室細動

心室の筋肉がバラバラに興奮し、心臓がけいれんしている状態をいいます。心臓から送り出される血液が減り、短い時間で意識を失います。**治療が遅れると、心臓が停止してしまう危険な状態**です。

洞徐脈

心電図波形は正常ですが、心拍数が少ないものをいいます。心臓に拍動を指令する部位の異常や甲状腺機能低下症のほか、**健康な人でもスポーツをよく行う人に見られます。**

洞頻脈

心電図波形は正常ですが、心拍数が1分間に101回以上のものをいいます。発熱、心不全、甲状腺機能亢進症などのほかに、健康な人でも不安・興奮・緊張などのストレス、アルコール摂取や運動で起こしやすくなります。

身体の異常などを調べる

内科診察

見て、触れて、聞いて診察する

内科診察では、栄養状態や身体のなかで起きている異常などを調べます。診察の主な目的は、疾患の早期発見を行い、早期治療につなげることです。

見ることで異常がないかを判断する「視診」、**触れて異常なものを見つける「触診」**、**聴診器をあてて異常音が聞こえないかを調べる「聴診」**などがあります。血液検査（160ページ参照）やX線検査（179、182ページ参照）では診断しにくい病気もあり、定期的な診察を受けることが大切です。

内科診察にかかわる病気には、次のようなものがあります。

心臓弁膜症

聴診器による「聴診」を行った際に心臓の雑音を聴取した場合、心臓弁膜症などが発見できます。

心臓には4つの弁があり、それがスムーズに開閉することで全身に血液を送ります。心臓弁膜症は弁が正常に機能しなくなる状態で、弁の開きが悪くなり血流が妨げられる「弁狭窄症」と、弁の閉じ方が不完全になり血液が逆流する「弁閉鎖不全症」に分類されます。

下肢静脈瘤

視診により、下肢にうねうねと浮き出た血管が見えれば、下肢静脈瘤を発見できます。下肢静脈瘤は足の血管の病気です。静脈の弁機能不全により、下肢から心臓に血液を戻す静脈が瘤《こぶ》のように膨らんで蛇行します。突然悪化したり命にかかわったりする病気ではないものの、足に慢性的なむくみやだるさを生じさせるためＱＯＬの低下を招きます。

超音波で内臓の異常を見つける

腹部超音波検査

病変の有無や臓器の形を見る

「超音波」は高い周波数の音波で、人の耳では聞くことができません。この高い音を臓器にあてた際の反射を画像で示すのが、超音波検査のしくみです。超音波は、受診者の身体的負担が少なく、かつリアルタイムで臓器を観察することができます。

腹部超音波検査は、**腹部（みぞおちからわき腹のあたり）に超音波をあて、5つの臓器（肝臓・胆のう・膵臓・脾臓・腎臓）を中心に異常がないかを調べる**検査です。胆石、ポリープ、のう胞、腫瘍、脂肪肝、慢性肝炎の有無や、そして各臓器の形態などを観察します。

脂肪肝

肝臓の細胞の内部に中性脂肪が過剰に蓄積した状態で、大量の飲酒や肥満などによって発生します。生活改善でよくなりますが、**放置すると肝障害を起こし肝硬変になる恐れ**があります。

胆のうポリープ

胆のう粘膜に発生した突起物です。胆のうポリープのなかで最も多いのは胆汁中のコレステロールが胆のう粘膜に付着したコレステロールポリープです。大部分は良性ですが、急速に増大するものや、１㎝を超えるものはがんや腺腫の可能性があるため、精密検査を受けることをおすすめします。

腎結石（尿路結石）

腎臓や尿の通り道にできる結石です。腎臓のなかにできた結石が尿管へ落ちると、激しい痛みを引き起こします。一般的には、痛みや血尿などの症状がなければ経過観察を行います。

膵管拡張

膵臓から十二指腸へ通じている「膵管」が拡張している状態です。通常、消化液である膵液は膵臓でつくられ、膵管を通って十二指腸に流れます。しかし、膵管内に結石や腫瘍がある場合や、慢性膵炎などが原因で膵管が狭窄して流れが悪くなることがあります。流れが悪くなった上流では膵液がどんどん溜まり、膵管が膨らみ、拡張します。原因を調べる必要があるため、精密検査を受けましょう。

胸部X線検査

レントゲンで循環器系を見る

肺などの病気を見つけることができる

胸部X線検査は、肺、気管・気管支、心臓・大動脈、肋骨など、**胸の周りにある臓器や骨の形などの異常を調べる**検査です。肺結核や肺炎などの肺の炎症、肺がん、大動脈や心臓の異常などを発見できます。検査にかかわる疾患には次のものがあります。

肺炎

細菌感染などで肺に急性の炎症が生じた状態です。浸潤影やすりガラス陰影など、さまざまな陰影を胸部X線写真で認めます。

肺結核

結核菌が肺に感染して起こります。肺結核の患者がせきやくしゃみをした際、それをほかの人が吸い込むことによってうつる感染症です。

吸い込まれた結核菌が肺の細胞に入り込んだ状態である「感染」と、感染後に結核菌が活動を始め、菌が増殖して体の組織を冒していく「発病」の状態があり、「感染」したからといってすべての人が「発病」するとは限りません。2週間以上せきが続く場合や血痰がある場合は検査を受けましょう。

肺腫瘍

肺の組織に発生した腫瘍です。良性か悪性かを精密検査で診断する必要があります。

肺気腫

慢性閉塞性肺疾患（COPD）の一種です。喫煙歴が長く、より多い本数を吸っている人がかかる可能性が高いといわれていますが、非喫煙者であっても、長い間受動喫煙の環境にいると発症する可能性があります。確定診断には呼吸機能検査（166ページ参照）が必要です。

胸水

肺の表面を覆っている膜のことを「胸膜」といいます。胸膜は二重になっており、内側の膜と外側の膜の間の「胸膜腔」に溜まった液体を「胸水」といいます。何らかの原因で大量に胸水が溜まることがあります。主に胸膜の炎症やがんなどによる「滲出性胸水」と、非炎症性の「漏出性胸水」の2種類があります。

滲出性胸水の原因には、細菌などの感染や肺がん、胸膜に発生する腫瘍、関節リウマチなどによる胸膜炎が挙げられます。漏出性胸水は、心不全、肝硬変、ネフローゼ症候群、腎不全などで見られ、肺の病気以外が原因のことが多いです。

気胸

肺に穴が開き空気が漏れ、タイヤのパンクのように肺がしぼむため、胸痛やせき、息切れなどが生じる病気です。気胸は10～30代のやせ形の男性に好発します。

レントゲンで消化器系を見る

上部消化管X線造影検査

バリウム液を使用して検査する

造影剤のバリウム液を飲み、食道から胃、十二指腸までをX線写真で映し出す検査です。**潰瘍やがんによって粘膜面に凹凸が生じ、バリウムの「溜まり」や「抜け」として現れる**ため、胃、十二指腸のポリープ、潰瘍やがんなどが発見できます。

胃潰瘍

胃粘膜が欠損（陥凹）した病変です。出血する場合がありますので内視鏡などの精密検査が必要です。

胃がん

胃粘膜に発生した悪性腫瘍です。診断は組織の一部を採取して行う病理検査で確定します。検診を毎年受診することで発見される胃がんの80％以上は早期がんで、早期に治療を行えば、５年生存率は約98％といわれています。最近では早期胃がんの大半が内視鏡手術で治癒し、治療とともにピロリ菌除菌を行うことで胃がんの再発率も減少することがわかっています。

胃ポリープ

胃粘膜の内腔に突出（隆起）した病変で、過形成性ポリープ、胃底腺ポリープ、腺腫などの特殊型の3種類があります。はじめて指摘された場合は、内視鏡などの精密検査が必要です。

十二指腸潰瘍

ピロリ菌や非ステロイド性抗炎症薬、胃酸などで十二指腸の粘膜が傷つけられ、粘膜や組織の一部がなくなる病気です。十二指腸の入り口である球部にできやすいです。

胃カメラで消化器系を見る

上部消化管内視鏡検査

食道や胃の疾患を発見できる

上部消化管とは食道・胃・十二指腸を指し、口または鼻から内視鏡を挿入してこれらの内腔を観察します。昔から「**胃カメラ**」といわれてきたものです。食道がん、逆流性食道炎、胃炎、胃潰瘍、胃がん、胃ポリープ、十二指腸潰瘍などの病気の発見に有用です。

食道がん

食道の内面を覆っている粘膜の表面から生じるがんです。がんが進行して腫瘍が大きくなるにつれて、飲食時の胸の違和感、飲食物がつかえる感じ、体重減少、胸や背中の痛み、せき、声のかすれ、などの症状が出てきます。初期段階では自覚症状がほとんどないため、**検診で上部消化管内視鏡検査や上部消化管X線造影検査（182ページ参照）を受けることで早期に発見することができます。**

逆流性食道炎

胃酸などの逆流により、食道胃接合部や食道下部に粘膜傷害が認められる状態です。主な症状は胸やけや、喉や口のなかに酸っぱさを感じる「呑酸《どんさん》」ですが、喉の違和感などが出現することもあります。治療としては酸分泌抑制薬が有効です。

胃過形成性ポリープ

消化管の内腔を覆う粘膜の一部が隆起したもので、正常粘膜が単に厚くなったものが過形成性ポリープです。通常2〜3㎝程度でほとんどのものは経過観察で問題ありませんが、**まれにがん化することもあるため、精密検査が必要**となります。

十二指腸炎・びらん

十二指腸に炎症が起こった状態です。原因不明の非特異性十二指腸炎と、アルコール、香辛料、薬剤、放射線、細菌・ウイルス感染症、全身疾患、ストレスなどが原因の特異性十二指腸炎があります。

炎症が軽度の場合は放置しても問題ありませんが、炎症がひどい場合は経過観察や内服治療が必要です。

目の病気を発見する

眼検査

視力検査以外の2つの検査を受けよう

職場などの健康診断で行う目の検査は、視力検査のみの場合がほとんどです。しかし、加齢に伴って増えてくる目の病気を早期発見するには、眼圧検査と眼底検査も受けることが大切です。

2種類の検査があり、**「眼圧検査」は裸眼の状態で目の表面に空気を噴射する検査で、「眼底検査」は眼底鏡や眼底カメラで眼底を観察する検査**です。

●眼圧検査：高眼圧症

「眼圧」とは眼球の硬さのことをいいます。この眼圧が正常かどうかを調べるのが、「眼圧検査」です。

日本人の眼圧の正常値は10～21㎜Hgで、この数値を超えると高眼圧症と診断されます。高眼圧症の状態が続くと、気づかないうちに進行して神経が傷つき、次に紹介する「緑内障」になる可能性が高くなるため注意が必要です。

●眼圧検査：緑内障

緑内障は、目と脳をつなぐ視神経が障害され、徐々に視野障害が広がってくる病気です。40歳以上の約20人に1人は緑内障を発症していると考えられており、珍しい病気ではありません。しかし、治療が遅れると失明に至ることもあるため、定期的に眼科検診を受けることが大切です。

●眼底検査：白内障

白内障とは、水晶体が年齢とともに白く濁って視力が低下する病気です。水晶体が濁ると集めた光がうまく眼底に届かなくなり、視野全体がかすむ、視力の低下、光を眩しく感じるなどの症状が現れます。

●眼底検査：糖尿病性網膜症

目の奥には重要な神経や血管が通っています。そこを調べることでさまざまな疾患を発見するのが「眼底検査」の目的です。

眼底検査で見つかる疾患のひとつである「糖尿病性網膜症」は、糖尿病が原因で目の中の網膜という組織が障害を受け、視力が低下する病気です。**糖尿病性網膜症は、糖尿病腎症、糖尿病神経症と並んで、糖尿病の三大合併症**といわれます。

定期的な検診と早期の治療を行えば病気の進行を抑えることができますが、実際には日本の中途失明原因の代表的な病気です。

耳の病気を発見する

聴力検査

自分がどのくらい聞こえているかがわかる

聴力検査には種々の方法がありますが、一般には**オージオメータという装置を使い、1000Hzの音を30dB、及び4000Hzの音を40dBで流すことで、音が聞こえるかどうかを検査**します。聴力の低下は加齢、耳もしくは全身の病気、騒音などが原因です。また、喫煙者は難聴になりやすいとの報告もあります。

聴力の低下は人の会話域を外れた高音域から始まるのが一般的なため、最初は気づきにくいものです。気づいたときには聴力がかなり低下しているという場合が多く、そして聴力は治りにくいという特徴もあります。

聴力の基準値

	基準範囲	注意	異常
1000Hz	30dB以下	35dB	40dB以上
4000Hz	30dB以下	35dB	40dB以上

聴力検査を行うことで、なるべく早い段階で聴力の低下を発見、もしくは予防することが期待できます。

聴力検査にかかわる疾患には、次のようなものがあります。

中耳炎

中耳に細菌やウイルスが感染し、炎症を起こしている状態です。耳の痛み、耳漏（耳垂れ）、聞こえづらさといった症状が代表的です。

中耳炎にはいくつか種類があり、なかでも急性中耳炎が最も一般的です（99ページ参照）。

先天性難聴

生まれつき難聴をもっている状態を「先天性難聴」といい、新生児の1000人に1人の割合で両耳の難聴があるといわれています。

難聴の程度は、まったく聞こえないものから少し聞こえにくいくらいまでさまざまです。

聴神経腫瘍

聴神経を包む細胞から発生する良性の腫瘍で、比較的多く認められるものです。ほかの部位に転移したりすることもありません。

しかし、腫瘍はしだいに大きくなり、できた場所によっては**脳幹の働きが障害されて死に至る**場合もあります。

第４章 健康のためのおすすめ習慣

十分な睡眠をとる

睡眠が7時間未満の人は風邪を引きやすい

健康を維持するための最適睡眠時間は人によりますが、一般的には7時間とされています。レスメドの「2023年 世界睡眠調査」によると、日本の平均睡眠時間は6・5時間で、調査対象の12カ国のなかで最も短く、健康維持につながる睡眠時間からも30分短いことがわかります。

睡眠障害とは、昼間は活動して夜間は眠るということができなくなり、日常生活に影響が出ている状態です。日本人では約5人に1人が睡眠に関して悩んでいるといわれています。また、睡眠不足だと風邪やうつ病といった心身の不調をきたしやすくなります。例えば、睡眠時間と風邪の引きやすさの関連を数値にした際、**睡眠時間が7時間以上の人と比較して、5～6時間睡眠の人は4・2倍、5時間未満だと4・5倍も風邪を引**

睡眠時間とうつ・不安傾向の関係

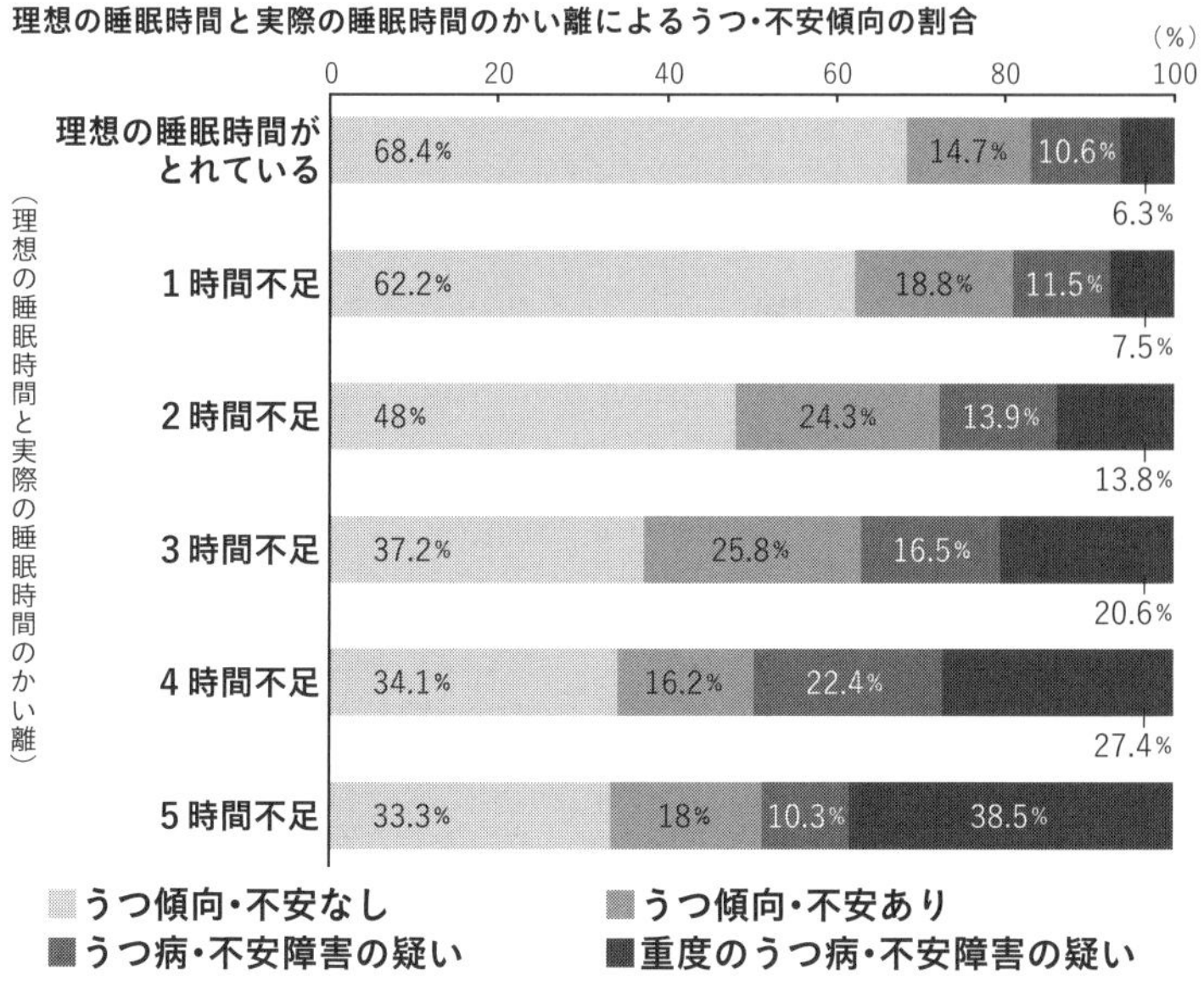

出所：厚生労働省「過労死等防止対策白書」（2023年）

きやすくなるというデータがあります。

厚生労働省の「過労死等防止対策白書」（２０２３年）によると、理想とする睡眠時間と実際の睡眠時間にかい離がある人ほど、うつ病になりやすいという結果が出ているのです。この**かい離が2時間ある人のうち、うつ病や不安障害の疑いがある人の割合は約3割**となっています。

よく残業時間が長い人はうつ病になるなどといわれますが、残業時間の長さよりも睡眠不足のほうが、うつ病の発症に顕著な影響を与えるということも医学的に証明されています。残業時間が長いゆえに睡眠不足となり、心身の健康に不調を与えるのです。

「寝すぎ」にも注意

睡眠不足はよくありませんが、過眠——つまり、寝すぎてもよくありません。過眠も睡眠障害のひとつで、夜間に十分な睡眠をとっているのにもかかわらず、昼間に眠くなる場合などを過眠症といいます。睡眠不足と同様、過眠もうつ病の発症リスクを高めます。また、過眠はうつ病の症状のひとつでもあります。国内の調査では、**睡眠時間が7時間のグループと比べて、10時間以上では、死亡全体のリスクが男性で1・8倍、女性で1・7倍高い**ことが報告されています。特に、循環器疾患での死亡について、男性では、7時間のグループと比べて、9時間以上でリスクが高い関連が示されています。

睡眠時間が7時間未満の人は、まず7時間の睡眠時間を確保できるように工夫してみましょう。ただし、先にも述べたように最適睡眠時間は人によって異なります。「7時間寝ているのに身体がスッキリしない」という人は少し早起きをしてみるなど、自分に合った適切な睡眠時間を見つけることが大事です。

昼寝を30分以内にとどめる

12〜15時の昼寝がおすすめ

194ページでは睡眠不足が健康に与える影響について解説しましたが、どうしても夜間に7時間以上の睡眠をとることがむずかしい人には、昼寝がおすすめです。連続しない細切れの睡眠を分散睡眠といい、特に最初の深い眠りにつく**30分以内の昼寝は健康維持に有効的**です。

30分以上寝てしまうと、ノンレム睡眠に突入し眠りが深くなるため、目覚めたときに休まったと感じるより、頭が回らないと感じたり、身体が重く感じたりすることがあります。体内リズムや睡眠リズムを考慮すると、昼寝は12〜15時までの間にとるとよいでしょう。まとまった睡眠時間がとれない人は、移動中やお昼などの合間の時間に分散睡眠をとることを心がけましょう。

日光浴をする

朝日を浴びて睡眠障害や精神疾患のリスクを抑える

日光浴は特定のホルモンや栄養素の生成を促してくれ、健康によいとされています。まず、朝起きたときに朝日を浴びると、体内時計をリセットしてくれる効果がありま す。人間には睡眠のサイクルがあり、このサイクルが24時間でリセットされないと、朝にスッキリ目覚められなくなってしまいます。朝日を浴びると、身体が「朝だ」ということをきちんと認識してくれるため、夜になるとメラトニンというホルモンの分泌を促してくれるのです。この**メラトニンには睡眠を深くする作用があるため、夜眠りにつきやすくなります。**

さらに、セロトニンの分泌量も増幅させてくれます。**セロトニンには起床や入眠をサポートしてくれる効果があるため、睡眠障害の改善**につながります。セロトニンは**マイ**

ナスな感情を抑えて精神を安定させてくれる効果があることから「幸せホルモン」とも呼ばれ、脳内のセロトニンが増えると、うつ病の改善にも役立つとされています。

ビタミンDを生成して健康リスクを抑える

太陽光には、皮膚でビタミンDを生成する働きがあります。**ビタミンDには腸でのカルシウムの吸収率を高める効果があり、骨を強くしてくれます。**ほかにも、**感染症を防ぎ、糖尿病のリスクを下げる**効果があります。反対に、ビタミンDが不足すると、乳がん、大腸がんの発症リスクが高くなることや、アレルギーも起こりやすくなることがわかっています。

日光を浴びる時間は、季節や地域によって異なりますが、お昼の12時ごろが最も効率よくビタミンDを合成することができ、午前と午後では、午後3時よりも午前9時のほうが時間あたりの合成量は多くなります。このとき、皮膚が光に直接あたるよう、半袖を着たり服を捲り上げたりすることが大事です。

ビタミンDは食事でも摂取できますが、十分な量をとるのはむずかしいです。そのため、日光を浴びることを習慣化し、ビタミンDの生成を促すとよいでしょう。

朝食をきちんと食べる

朝食は生活習慣病を防ぐ効果がある

厚生労働省の「国民健康・栄養調査」（2019年）によると、朝食欠食率は男性は40代の28・5％、女性は30代の22・4％をピークとして、それ以降は年上になるにつれて減る傾向があります。しかし、**朝食を食べない人は、昼食や夕食を食べない人よりも栄養が偏りやすいというデータがあり、疲労や肥満だけでなく、高血圧や糖尿病などの生活習慣病のリスクを高める**可能性が示されています。

朝食の欠食が多い人ほど脳卒中のリスクが高いという調査結果もあり、朝食を毎日摂取する群と比較して、朝食を週に0～2回摂取する群の脳出血の発症リスクは36％高くなったと報告されています。

このように、朝食を抜くことは健康を阻害することが明らかです。

朝食のおすすめはご飯

朝食に食べるものはご飯がおすすめです。**ご飯は血糖値の上昇が緩やかで、消化や吸収がゆっくりであるため、腹持ちもよい**とされています。さらに、白米に含まれる**ブドウ糖は、脳のエネルギー源となるため、その日の生産性やパフォーマンスを上げてくれます。**

食パンを食べる人も多いと思いますが、塩分に気をつけたいところです。食パン1枚には約0・6gの塩分が含まれており、これは味噌小さじ1杯と同等の塩分量です。バターをつけて食べるとさらに塩分量が多くなるため、塩分のとり過ぎには気をつけましょう。

また、朝食を食べる時間のない人は、栄養補助食品やプロテインなどでもよいです。ただし、プロテインは飲み過ぎには注意が必要です。プロテインはたんぱく質を効率よく摂取できる食品ですが、たんぱく質の過剰摂取は腎臓に負担をかけることがわかっており、身体によくありません。プロテインは1回につき1食分を目安にして、摂取量には気をつけましょう。

喫煙・飲酒を控える

たばこには約70種類の発がん物質が含まれる

いうまでもありませんが、喫煙や過度の飲酒は身体によくありません。控える習慣をつけると健康につながります。

たばこの煙には、約70種類の発がん物質が含まれており、がんの発症リスクを高めます。喫煙者のがんによる死亡率は、非喫煙者と比べて、男性で約1・6倍、女性で約1・8倍高くなっています。肺がんをはじめ、口腔・咽頭がん、食道がん、肝臓がん、胃がん、子宮頸がんなど、複数のがんとの因果関係が明らかになっています。特に**肺がんの場合、喫煙者の非喫煙者に対する肺がんの相対リスクは、男性で4・4倍、女性で2・8倍**になるといわれています。

がん以外にも、気管支炎、肺気腫、狭心症、心筋梗塞、胃潰瘍、歯周病など多くの病気を引き起こす原因となります。

喫煙は周りの人のがんのリスクも上げる

喫煙している本人以外がたばこの煙にさらされることを「受動喫煙」と呼びます。受動喫煙には、喫煙者が吸うたばこの煙（主流煙）と、たばこが燃えている部分から出る煙（副流煙）の両方が含まれ、**喫煙しない周りの人の健康へも影響を及ぼします**。肺がんは受動喫煙との因果関係が明らかにされています。

喫煙を始める年齢が若いほど、健康への影響が大きくなりますが、現在喫煙をしているとしても、これから禁煙することで、自分や身近な人ががんになることや、がんで亡くなること、その他の病気になることのリスクを下げることができます。

お酒は心身ともに影響を与える

大量飲酒は肝臓での中性脂肪の合成を促進し、その分解を抑制することで、中性脂肪の蓄積を引き起こします。その結果、脂肪肝や肝硬変などの肝臓障害を引き起こします。

そのほかにも、過度の飲酒はメタボリックシンドロームや、心臓や脳などの循環器疾患、がん、うつ病や認知症など、全身の健康に影響を及ぼすことがわかっています。

さらに、**大量のアルコールを繰り返し摂取すると、依存症を引き起こす**ことも。アルコール依存症では、アルコールへの欲求が高まるあまり、飲酒量、時間、状況などを考えずに飲酒するようになります。その結果、朝から、仕事や家事をせずに飲酒を続けるなど、日常生活や社会生活に大きな影響を及ぼすようになります。

一方で、適量の飲酒は循環器疾患に保護的に働くといわれており、男性で約2ドリンク、女性で約1ドリンクの飲酒なら、狭心症、心筋梗塞などの心臓関連死のリスクが20％減るといわれています（1ドリンク＝純アルコール10ｇ）。過度の飲酒は逆に循環器疾患のリスク因子となるため、「節度ある適度な飲酒」を守ることが大切です。

適度な運動を行う

運動不足が続くと心身の不調を引き起こす

健康維持と「適度な運動習慣」には大きな関係があり、例えば、**運動不足が続くと、運動機能が衰えて将来介護が必要になる可能性がとても高い状態である「ロコモティブシンドローム（ロコモ：運動器症候群）」になりやすい**です。また、1日の歩数が4000歩を下回ると、メンタル面の健康を阻害するというデータもあります。

こうした病気などのリスクを下げるには適度な運動が必要です。WHOのガイドラインによると、**週に150～300分の有酸素運動**を行うことが国際的に推奨されています。**1時間程度のウォーキングを週3～4回行うと、健康維持につながる**でしょう。

また、**「立つ」だけでも健康維持**につながります。WHOでは座って作業を行う場合、30分に一度立つことが推奨されています。

肥満を改善する

肥満は生活習慣病リスクが2倍

肥満は多くの病気の要因になります。

肥満はＢＭＩ（Body Mass Index）を用いて判定されており、日本肥満学会では18・5未満を低体重（痩せ）、18・5以上25未満を普通体重、25以上を肥満としています（152ページ参照）。このＢＭＩの基準は国によって異なりますが、日本は、国際的な基準よりやや厳しくなっています。

ＢＭＩが22だと最も病気になりにくい状態であるとされていますが、**25を超えると生活習慣病のリスクは2倍以上**になります。30を超えると高度な肥満として、積極的な減量治療が必要とされています。日本肥満学会では、肥満との関連性が高い健康障害として、脂質異常症や高血圧など11項目（207ページ図参照）を挙げています。

肥満と関連性の高い健康障害

- 耐糖能障害（２型糖尿病・耐糖能異常など）
- 脂質異常症
- 高血圧
- 高尿酸血症・痛風
- 冠動脈疾患
- 脳梗塞・一過性脳虚血発作
- 非アルコール性脂肪性肝疾患
- 月経異常・女性不妊
- 閉塞性睡眠時無呼吸症候群・肥満低換気症候群
- 運動器疾患（変形性関節症：膝関節・股関節・手指関節、変形性脊椎症）
- 肥満関連腎臓病

出所：日本肥満学会『肥満症診療ガイドライン2022』

肥満改善の基本は食事制限

肥満改善の基本は、食事のコントロールです。食事の制限にもさまざまな方法がありますが、肥満の場合はまず**ＰＦＣバランスのとれた食事を心がける**ことから始めましょう。ＰＦＣとは、たんぱく質（Protein）、脂質（Fat）、炭水化物（Carbohydrate）の頭文字をとった言葉です。これらの栄養素は人間が生活するうえで重要な栄養素であり、摂取量が不足するとほかの健康障害を引き起こす可能性があります。過度な制限はやめましょう。

厚生労働省の「日本人の食事摂取基準」(2020年)によると、生活習慣病の予防・改善の指標となる**PFCバランスの比率は、たんぱく質が13～20%、脂質が20～30%、炭水化物が50～65%**とされています。

また、近年では病院で治療を受けられる「肥満外来」があります。日本肥満学会では、正しい肥満の治療に取り組める認定肥満症専門病院を認定しており、専門家の指導のもと、正しいダイエットを行うことができます。

BMIの基準値で「肥満」は4段階に分けられていますが(153ページ図参照)、特に肥満度が高い人は、肥満外来に相談することも考えましょう。

第5章

産業保健に関する基本知識

産業医とは何か

会社に対して助言を行う医師

産業保健とは、従業員の健康管理はもちろん、職場環境の改善やよりよい職場文化の形成といった目的で行われる幅広い活動を指します。そして「産業医」は、事業場において従業員が健康で快適な作業環境のもとで仕事が行えるよう、専門的立場から指導・助言を行う医師のことです。従業員の健康障害を予防する、そして心身の健康を保持増進するといった任務があります。衛生委員会（212ページ参照）や職場巡視（214ページ参照）、健康診断の事後措置、過重労働対策、メンタルヘルス対策、健康相談、休職・復職対応などが主な業務です。

産業医の仕事は、病気を診断することではなく、**健康状態と就業内容に関する情報を聴取し、業務の遂行可能性について医学的判断をする**ことです。主治医が「患者」に対

産業医の選任義務

事業場の従業員数	産業医の数	産業医の就業日
50人以上	１名以上	月１回以上
100人以上	１名以上	常勤（専属）

従業員50人以上の事業場ごとに産業医を選任する義務がある

して「診断・治療」を行う一方で、産業医は「従業員・会社」に対して「予防・就業判定」を行います。産業医は「業務遂行可能性」――つまり病気の有無ではなく、あくまで**業務に支障があるかどうか**を判断しています。「就業に影響するか」、「会社として安全配慮義務が守られているか」、「医学的見地から何らかの対応が必要か」といった観点から、会社に対して必要な措置の助言を行います。

会社の義務

　また、会社には、産業医の選任義務というものがあります。これは従業員数50人以上の事業場ごとに課せられているもので、産業医の数や就業日については、事業場の従業員数によって定められています。産業医の判断結果をもとにして従業員に必要な措置を決定していくことが、会社に求められる役割です。

産業医の法定業務①衛生委員会

会社側と関係の深い業務は2つ

産業医にはいくつかの法定業務があり、必ずやらなくてはいけない仕事があります。なかでも、産業医が定期的に会社側とかかわる機会が多いのは「衛生委員会」と「職場巡視」です。ひとつずつ解説していきましょう。

会社の健康について審議する

まずは衛生委員会についてです。

労働安全衛生法に基づき、一定の規模に該当する事業場では、安全委員会、衛生委員会（または両委員会を統合した安全衛生委員会）を設置しなければなりません。産業医の選任義務と同じく、常時50人以上の従業員が就業する事業場に設置が義務づけられています。「安全衛生委員会」と呼ばれるケースが多く、「安全」は事故に関すること、「衛生」は病気などに関することです。

この衛生委員会は構成メンバーが決まっており、事業場側と従業員側が均一な人数になるように定められています。このとき、**事業場側の衛生委員会のメンバーに産業医を入れる**必要があります。

なお、衛生委員会の構成メンバーには事業場の衛生全般の管理をする「衛生管理者」も含まれている必要があり、この衛生管理者は、産業医の職場巡視（２１４ページ参照）の業務にもかかわってくる存在です。

産業医の法定業務②職場巡視

実際に訪問して職場をチェック

産業医が行う法定業務として、衛生委員会（212ページ参照）のほかに「職場巡視」があります。細かなルールが定められていない衛生委員会とは対照的に、「月に1回は事業場に行く」といったルールが定まっている業務です。ただし、衛生委員会の構成メンバーの1人である「衛生管理者」が毎週1回巡視を行い、その結果を産業医に共有していれば、産業医の職場巡視は2カ月に1回でよいとされています。

職場巡視の際には、従業員の様子はもちろん、職場の環境のチェックを行います。**五感を使って職場を体感して、観察して問題を把握する**ことが目的です。

例えば、オフィスが整理整頓されているか、パソコンの照度や座ったときの姿勢が適切かなどといった観点があります。通路があり、荷物が散乱していないか、避難経路は確保できているか、などは、よく確認するポイントです。**とくにオフィスでは荷物に関する問題が多い**ため、通路の荷物をはじめとして、足元の荷物、目線より高い荷物などに注意が必要です。

なお、衛生面に関するチェックも行います。例えば冷蔵庫のなかにあるものに記名されているかどうかといった点も巡視のポイントで、記名があれば、「ルールを決めて運用できている」という背景を読み取ることができます。

その他の仕事

「衛生委員会」「職場巡視」のほかに産業医の重要な業務として「健康診断の判定と事後措置」があります。

まず、健康診断について、会社には全従業員に受けさせる義務があり、従業員には受ける義務がありますが、それでも受診率１００％を達成できていない企業があるのが現状です。

また、労働安全衛生法第66条の４の規定に「事業者は健康診断の結果（当該健康診断の項目に異常の所見があると診断された労働者に係るものに限る。）について、医師等の意見を聴かなければならない。」とあるように、**産業医から意見を聞いて適切な措置を講じることは法律で決まっています**。しかし、こちらは実施されずに黙認されていることが多いです。従業員が通常勤務できるのか・制限が必要なのか。会社は産業医の意見を聞きながら対応していく必要があります。

最終的な施策は産業医の意見を聞いた上で会社が決定しますが、産業医は専門的な知見をもとに意見しているため、会社側は産業医の意見に従って対応を進めましょう。産業医の意見を聞かずに何か問題が起こったとしたら、会社が責任を問われる可能性が高いです。

また、従業員が50人以上いる事業場には、1年に1回、メンタルヘルス不調を早期発見・対処するための検査であるストレスチェックの実施と結果報告が義務づけられています。ストレスチェックは、産業医が計画から実施、結果の確認までを担当します。検査の結果、高ストレス状態にあるとわかった従業員から希望があれば産業医による面接指導を行う必要があります。

第6章

働き方と健康にかかわる最新動向

ソーシャル・ジェットラグの影響

睡眠時間1時間の差が心身に影響をきたす

通勤・通学といった社会的な制約がある平日の睡眠時間と、生理的な欲求に従った休日の睡眠時間との差を「ソーシャル・ジェットラグ（社会的時差ぼけ）」といいます。**平日と休日とで睡眠時間が1時間ほど違うだけで、肥満やうつ、認知機能の衰えなど、心身の健康に悪影響を及ぼす原因になり得る**といわれています。

ソーシャル・ジェットラグによる影響には、次のようなものがあります。

●セロトニンが不足する

ソーシャル・ジェットラグによって入眠・起床が不規則になると、太陽の光を十分に浴びることがむずかしくなり、脳内伝達物質であるセロトニンの分泌量が少なくなります。セロトニンの不足は、意欲低下や不安、パニック症状やうつ症状を招きます。また、セロトニンは「睡眠ホルモン」と呼ばれるメラトニンの材料となります。ソーシャル・ジェットラグがあると睡眠の質が下がり、どれだけ寝ても疲れがとれず、注意力が散漫になり、仕事の能率低下などにもつながります。なお、**ソーシャル・ジェットラグによって生じた疲労感や眠気は、翌週の後半まで続く**といわれています。

●肥満になる

ソーシャル・ジェットラグの概念を提唱したドイツのミュンヘン大学のティル・ローネンバーグ教授の調査によると、ソーシャル・ジェットラグの時間が長い人ほど体脂肪量が多く、肥満率も上がることが明らかになりました。これは、空腹中枢を刺激するホルモンの分泌が夜遅い時間になり、過食傾向が生まれるためと考えられています。

●がんのリスクが高まる

ソーシャル・ジェットラグによってホルモンバランスが崩れ、乳がんや前立腺がんなどホルモンが影響するがん罹患のリスクが高くなる可能性があると考えられています。

インターネット依存とメンタル不調

インターネット依存は世界的な課題

現在、メンタルに不調を抱えている人の背景には、インターネット依存症が隠れていることも少なくないでしょう。過度のインターネット依存はメンタルに悪影響を及ぼすことが、社会的にも少しずつ認識され始めています。

WHO（世界保健機関）ではすでに「インターネット依存症」が病名として認識されており、SNSの利用時間とメンタル不調の発症に因果関係があるという可能性も、しばしば指摘されるようになっています。インターネット依存がメンタルの不調を引き起こす理由にはさまざまな可能性がありますが、**過多な情報処理による負担や、攻撃的な書き込みやネガティブな情報の影響など知らず知らずのうちにストレスを抱える状況になっている**ためだと考えられています。

インターネットの発達によって、人が得られる情報量は飛躍的に増大しました。多くの情報を処理し続けるのは、過重労働と同じで、人間にとってストレスとなります。また、ＳＮＳならではのストレスが少ない人間関係と、実社会でのストレスが多い人間関係とのギャップが、メンタル不調に影響を及ぼしている可能性も考えられるでしょう。

本人に自覚がない場合が多い

インターネット依存は自覚がないケースも多いです。そのため未診断のまま放置されている可能性も高く、そうした潜在的なものまで含めると、インターネット依存、そしてメンタル不調に悩む人は、把握できている数よりずっと多くなるでしょう。

インターネット依存を自覚できない理由として、〝インターネット依存は病気である〟という認識が十分に浸透していないということが挙げられます。一般の認知度はまだ高くないのが現状です。また、ＳＮＳにしてもソーシャルゲームにしても、**インターネットそのものは本人にとって「楽しい」ものであるために、自覚が生まれにくい**といった可能性も考えられます。

VDT作業による眼精疲労の増加

ノートパソコンの使用が増えて眼精疲労も増えた？

ＶＤＴとはVisual Display Terminalsの頭文字をとったもので、大きくいえば「パソコンやタブレット、スマートフォンのディスプレイ」のこと。このＶＤＴを用いて行うデータ入力や検索、文章や画像の作成、プログラミングなどの作業を「ＶＤＴ作業」といいます。長時間にわたるＶＤＴ作業によって眼精疲労が発生し、それが不安感や疲労感、肩こりやしびれ・痛みなどの精神的・身体的症状にもつながっていく「ＶＤＴ症候群」や「ＩＴ眼症」といった問題は比較的早い段階から認識されていましたが、近年はとくに**VDT作業による眼精疲労が増加**しています。

眼精疲労の増加については、オフィスにおいてもノートパソコンの使用が多いことが原因のひとつという指摘があります。ディスプレイと目線は、本来ならば同じ高さにあることが理想なのですが、ノートパソコンではどうしても目線が下を向くことになり、それが眼精疲労を招きやすくなるのです。

また、ノートパソコンでの作業はどうしても前傾姿勢になりやすく、腰痛や肩こりなどの原因になるとも考えられます。

ノートパソコンを長時間使用する際には、専用の台を使ってディスプレイを目線の高さに合わせる、定期的に休憩をとってリラックスする、目を温める、前傾姿勢予防のために人間工学にかなった業務用チェアを導入するなどがおすすめです。

厚生労働省が作業ガイドラインを改訂

日本では１９８５年に最初のガイドラインである「ＶＤＴ作業のための労働衛生上の指針について」が策定されています。

その後、オフィスのＩＴ化が高度に進むのに比例してオフィスワーカーのＶＤＴ作業の時間も増え、それを受けて２００２年、厚生労働省はガイドラインを改訂しました。ＶＤＴ作業を６つの型に分類して作業区分を定めてそれぞれ作業時間を管理するなど、労働衛生環境を健全に維持することが求められています。

✓梅毒の増加

増え続ける梅毒の背景

梅毒トレポネーマという細菌が引き起こす性感染症の「梅毒」。症例数は、2014年から増加の兆候が認められています。これはマッチングアプリの普及などによる「出会い」の場の多様化・簡易化や、罹患者数増大の報を受けて検査数が増加したことなどが理由と推定されています。現在では梅毒で命を落とすことはまれですが、**感染に気づかないままでいると、パートナーにも移してしまうなどして被害が拡大する可能性がある**ため、油断は禁物です。感染後の経過は次の通りです。

●感染から数週間（Ⅰ期）

性器や口腔内など、性的接触により梅毒トレポネーマが侵入した部位にしこりや潰瘍ができたり、鼠径部のリンパ腺が腫れたりします。治療をしなくても症状は軽快しますが、自然治癒することはなく、感染力も残っている状態です。

●感染から数カ月（Ⅱ期）

梅毒トレポネーマが血液によって全身に運ばれ、手のひらや足の裏などに「バラ疹」と呼ばれる赤い発疹が現れます。**アレルギーやほかの皮膚炎などと混同されやすいため、専門医による的確な診断と適切な治療を受けることが大切**です。

●感染から数年（晩期）

「ゴム腫」と呼ばれる腫瘤が皮膚や筋肉、骨などに現れ、組織を破壊してしまうことがあります。このゴム腫が心血管付近にできれば大動脈瘤となり、命にかかわることにもなります。また、認知機能の低下や精神症状の悪化が見られることもあります。

日本では、梅毒の世界的な標準治療薬であるベンジルペニシリンベンザチン筋注製剤が使用できない状況が長年続いていましたが、２０２１年9月に国内での販売製造が承認されたため、現在では晩期に至る前に治療できることがほとんどとされています。

✓ 栄養素の働きと健康

食事のポイントは栄養素

〝医聖〟と謳われ、優れた医者であったとされる古代ギリシャのヒポクラテスは、「食事を薬とせよ。食事で治せない病気は医者でも治せない」と述べたとされます。食事の内容が健康に大きく影響することは、古来よりよく知られていました。

飽食の時代といわれる現在でも、過度なダイエットや偏食、過重労働などで栄養失調になる人は多くいます。よく指摘されることですが、**栄養バランスのよい食事をとるようにすることが大切**です。

とくに、毎日摂取することが推奨されている炭水化物、脂質、たんぱく質、ビタミン、ミネラルは「5大栄養素」と呼ばれます。役割ごとに分類すると次の通りです。

●エネルギーになる：炭水化物・脂質

炭水化物（糖質）は、エネルギーとなる栄養素のなかで最も重要なものです。米や小麦など主食として食べられるもののほか、芋やトウモロコシにも含まれます。脂質はエネルギー源として使われるほか、細胞膜の構成成分になる・血圧を調整する・生理作用を一定に保つなど、さまざまな役割をにないます。

●身体をつくる：たんぱく質

たんぱく質は筋肉や皮膚、内臓のほか爪や毛髪の原料になります。また、骨や歯を健康に保つ上ではカルシウムも重要です。

●身体の調子を整える：ビタミン・ミネラル

ビタミンには抗酸化作用や成長の促進・代謝など、ミネラルには浸透圧の維持やホルモン分泌など、いずれも生命を維持するうえで欠かせない役割があります。なお、**ミネラルは体内で合成することができないため、食事から摂取する**必要があります。

また、栄養素ではありませんが、食物繊維も身体の調子を整えるために重要です。

✓労働基準法の改正

過度な仕事の有無に関する基準が明確化

2021年9月、厚生労働省は脳・心臓疾患の労災認定基準を約20年ぶりに改正しました。脳・心臓疾患の労災認定率は以前から低かったため、その改善をはかる目的があると考えられます。

新基準においては、対象疾病に「重篤な心不全」が加えられたほか、**過度な仕事（過重負荷）の有無を認定する要件にも、視点の見直し・明確化・具体化**がはかられました。改正の概要は次の通りです。

●要件①長期間の過重業務

「労働時間以外の負荷」が発症に強く関連することが明示されました。改正以降は、勤務時間の不規則性（拘束時間の長い勤務や休日のない連続勤務など）や、心理的・身体的負荷を伴う業務、作業環境（空調や騒音など）が負荷要因として評価対象になります。

●要件②短期間の過重業務

「発症前から前日までの間に、過度の長時間労働が認められる」、「発症前のおおむね1週間に、継続して時間外労働を行っている」など、業務と発症との関連性が強いと判断できる場合の基準が明確化されました。

●要件③異常な出来事への遭遇

「業務と関連した重大な事故に直接関与した」、「事故の発生に伴い、精神的・身体的負荷の著しく高い処理に携わった」など、基準が具体的になりました。

近年は会社の遵法意識が高まっており、労災認定件数は減少傾向にありますが、**今回の改正は、雇用者に労働環境の一層の改善を求めるもの**と見てよいでしょう。

✓長時間労働による弊害

時間外労働が月80時間を超えると労災認定件数が急増する

「長時間労働」は実労働時間が法定労働時間を大幅に上回る状態のことを指しますが、実は「〇時間を超えたら長時間労働」という法的基準はなく、判断基準はケース・バイ・ケースです。ただし、**月の時間外労働が80時間を超えると、労災認定件数が急激に増える**ことが厚生労働省の統計で明らかにされています。厚生労働省の研究によると、長時間労働が月平均60時間以上を超えた時点で、それ以下の労働者より急性心筋梗塞発症のリスクが2・4倍になるという結果も出ています。

労働時間が長くなれば、疲労回復に不可欠な睡眠時間が短くなり、食生活もおざなりにされがちです。それが原因となって動脈硬化が進み、脳・心疾患が起こることがわかっています。また、時間外労働が長くなればなるほど抑うつ傾向得点が高くなるという調査結果が、独立行政法人労働政策研究・研修機構から発表されてもいます。

一方で、月の時間外労働時間が45時間以内であれば、長時間労働と脳・心疾患との関連性は低くなることも統計により明らかになっています。

無理な労働は経済的損失が大きい

心身の不調で業務の能率が落ちていることを「プレゼンティーイズム」といいますが、厚生労働省「コラボヘルスガイドライン」によると、健康リスクに基づいて従業員を「低リスク群」「中リスク群」「高リスク群」の３つに分類したとき、「低リスク群」ではプレゼンティーイズムによる年間損失は１人あたり約50万円、「中リスク群・高リスク群」では**プレゼンティーイズムによる年間損失が１人あたり約70万円**にのぼると推定されています。無理な労働が経済的損失にもつながるのです。

このような事態を回避するために、雇用者は労働時間を適正に把握するよう努め、年次有給休暇の取得促進や、長時間にわたる時間外・休日労働に従事した労働者に対して医師による面接指導を行うことなどが求められています。労働者も、労働基準に関する正しい知識などを身につけ、自己の権利に関して常に敏感であるとよいでしょう。

障害者雇用の実際

障害者雇用率を2・5％にする

障害者雇用の法制化が目的とするのは、「共生社会の実現」、「労働力の確保」、「生産性の向上」です。これらを実現するために、雇用面での障害者差別の禁止や、障害者の働きやすい環境の提供、相談体制の整備などが、事業場に義務づけられています。

常時雇用している従業員の数と障害者の数の百分率を「障害者雇用率」といい、**従業員40名以上の民間会社は、2024年4月までに、障害者雇用率を2・5％以上にする**義務があります。障害者雇用率は、厚生労働省の方針により、2026年まで段階的に引き上げられていくことになっており、2026年には2・7％に引き上げられます。これは従業員37・5名以上の民間会社が対象です。なお、短時間労働者1名は0・5名とカウントします。

2023年の障害者雇用率は過去最高

２０２３年12月に厚生労働省が発表した「令和５年障害者雇用状況の集計結果」によると、同年６月時点での雇用障害者数は対前年比４・６％増えた64万２１７８名でした。実雇用率は前年比０・０８ポイント増の２・33％で、いずれも過去最高を更新しています。これには法整備や、補助金などの支援制度が充実してきたこと、共生・多様性社会に対する世間的な認知が進んだことなどが背景にあるとされています。

また、厚生労働省の「平成30年度障害者雇用実態調査」によると、障害者の正社員雇用率は身体障害者が最も多く、52・５％です。**身体障害者の約２人に１人が正社員として働いている**ということになります。ただしほかの正社員雇用率は、知的障害者が19・８％、精神障害者が25・５％、発達障害者が22・７％と、身体障害者に比べて低い水準です。今後はこの数字をいかにして増やしていくかが重要な論点になっていくでしょう。

パワーハラスメントの現状

パワハラ対策は全事業者の義務

職場におけるパワーハラスメント（パワハラ）は、2019年5月に改正された労働施策総合推進法によって、明確に定義されるようになりました。「**優越的な関係を背景とした言動であって**」、「**業務上必要かつ相当な範囲を超えたものにより**」、「**労働者の就業環境が害されるもの**」**という3つの要素をすべて満たすものが、パワハラ**とみなされます。パワハラは、次の6つに分類されています。

・頭をこづく・胸ぐらをつかむなどの「身体的な攻撃」
・大声で叱責したり人格攻撃をしたりするなどの「精神的な攻撃」
・無視をする、仲間はずれにするなどの「人間関係からの切り離し」

・達成不能なノルマを課すなどの「過大な要求」
・単純作業しか与えないなどの「過小な要求」
・過度にプライバシーに踏み入る「個の侵害」

また、２０１９年に厚生労働省が実施したアンケート調査によると、過去３年にパワハラを受けたことがあると回答した労働者は31・４％。いじめ・嫌がらせに関する相談件数は前年比５・８％増の８万７５７０件と、８年連続で過去最高を更新しました。一方で、パワハラを知った後の勤務先の対応として「特になにもしなかった」と答えた割合は実に47・１％にのぼります。職場のパワハラ件数が増えているにもかかわらず事業者側は対策に無関心、という構図が浮き彫りになりました。

パワハラが横行する職場には共通して「上司と部下のコミュニケーションが少ない」、「防止規定が策定されていない」、「失敗の許容範囲が狭い」、「残業が多い・休暇が取りにくい」といった特徴があることがわかっています。なお、会社が効果を実感した対策としては、**講演や研修会の実施、アンケートなどによる社内の実態把握、コミュニケーション活性化に関する研修の実施**などが挙げられています。

介護と仕事の両立支援

介護休業制度を用いれば経済支援が受けられる場合も

２０１５年、安倍晋三首相（当時）が「介護離職ゼロ」を掲げ、翌２０１６年には介護休業制度が制定されました。しかし、２０２３年現在、依然として年間約10万人が介護離職を余儀なくされています。

急速に進行する超高齢社会にあって「老親の介護をどうするか」は、多くのビジネスパーソンにとって避けては通れない問題でしょう。

介護と仕事の両立支援として、「介護休業制度」が用意されています。これは**労働者が、要介護状態にある対象家族を介護する際に取得できる休暇**のことです。常時介護を必要とする状態については判断基準が定められているので、この基準に従って判断されることになりますが、会社は労働者から介護休業の申出を受けた場合、労働者に対して申出にかかる対象家族が要介護状態にあることなどを証明する書類の提出を求めることができます。介護の対象家族には父母、配偶者とその父母、子、孫、祖父母、兄弟姉妹が該当し、対象家族1人につき3回まで、通算93日まで休業することができます。

また、介護休業中の経済支援として、休業開始時賃金の67％が介護休業給付金として支給されます。ただし、雇用保険の被保険者であることなど、いくつかの条件があるため、給付の対象となっているかどうかは確認が必要です。確認は、近隣のハローワークで行えます。

正社員でなくても利用可能

介護休業制度の利用にあたっては、雇用形態は問われません。派遣社員やパートタイム、アルバイトでも取得できます。ただし期間を定めて雇用されている労働者は「介護休業制度の申出時点で取得予定日から起算して、93日を経過する日から6カ月を経過する日まで契約期間が満了し、更新されないことが明らかでないこと」という要件を満たす必要があります。また日々雇用の労働者、入社6カ月未満の労働者などは対象外となります。

治療と仕事の両立支援

治療と仕事の両立を諦める人も多い

厚生労働省が公表している「不妊治療を受けながら働き続けられる職場づくりのためのマニュアル」によると、不妊治療経験者及び治療を予定している労働者のうちの53％が、仕事と両立しているまたは両立を考えているとされています。一方で、不妊治療経験者のなかで仕事との両立ができなかった人の割合は35％にのぼり、**両立の困難によって離職、もしくは治療を断念することが少なくない**現状があります。

また、会社側としては従業員が不妊治療を行っているかどうか把握していないことが多く、不妊治療の当事者も、職場へ共有していない場合が圧倒的に多いです。きわめてプライベートな治療でありむずかしい問題でもありますが、職場において不妊治療を受け入れる風土を整備していくことが大切です。

環境整備に取り組もう

不妊治療だけでなく、がん、脳卒中、心疾患、糖尿病、肝炎など、治療が必要な疾病を抱えながら働く人は少なくありません。治療と仕事の両立支援の取り組みは、「働き方改革」の重要な柱です。施策の例として、次のようなものがあります。

- 事業者による基本方針などの表明と労働者への周知
- 研修などによる両立支援に関する意識啓発
- 相談窓口の明確化
- 休暇、勤務制度の整備
- 支援を求める申出があった場合の対応手順、関係者の役割の整理
- 関係者間の円滑な情報共有のためのしくみづくり
- 両立支援に関する制度や体制の実効性の確保

両立の実現に向け、**会社と従業員が協力して環境整備を行っていくことが大切**です。

池井佑丞（いけい・ゆうすけ）
株式会社リバランス代表。医師として内科、訪問診療に従事する傍らプロ格闘家、トレーナーとして活動し、3つの立場から「健康」を見つめる。その後「病気を治す」ではなく「病気にさせない」医療を目指し産業医の道へ。企業の健康管理の経験を積み、大手企業の統括産業医等歴任、現在約1万名の健康を守る。「日本の不健康者をゼロにする」ことが目標。

職場の医学事典

2024年4月5日　初版発行

著　者　池井佑丞

装丁　森田直（FROG KING STUDIO）
カバーイラスト　朝野ペコ
本文デザイン・DTP　竹崎真弓（ループスプロダクション）
編集　関根孝美（ループスプロダクション）
校正　東京出版サービスセンター
編集統括　大井隆義（ワニブックス）

発行者　横内正昭
編集人　内田克弥

発行所　株式会社ワニブックス
〒150-8482
東京都渋谷区恵比寿4-4-9 えびす大黒ビル

ワニブックスHP　https://www.wani.co.jp/
（お問い合わせはメールで受け付けております　HPより「お問い合わせ」へお進みください）※内容によりましてはお答えできない場合がございます

印刷所　株式会社光邦
製本所　ナショナル製本

ISBN978-4-8470-7421-9